なぜ、「これ」は健康にいいのか？

小林弘幸

SB
サンマーク
文庫

はじめに

病気になんか、なりたくない。
誰もがそう思って生きています。
でも実際には、病気になりやすい人となりにくい人がいます。
この違いはいったい何によるのでしょうか。

これは、医者になってからというもの、長いあいだ、ずっと私の心の中を占めてきた「問い」の一つです。大学病院で臨床医として勤務しながらも、大学院で研究を続けてきたいちばんの理由は、**人はどうして病気になるのか**ということを突きとめたかったからです。

その答えが、なんとなくですが、自分なりにつかめてきたといったら、信じてもらえるでしょうか。

結論から申し上げると、私が注目しているのは、「自律神経系」（以下、自律神経）と呼ばれるものです。

この分野の研究が進むにつれ、これまで謎とされてきたさまざまな症状の原因が、どうやら自律神経のバランスが崩れたことにあるのではないかということが、わかってきたのです。

「自律神経」という言葉は、聞いたことはあるけれど何だかよくわからない、という方が大多数だと思います。それもそのはず、その重要性については医師のあいだでもまだまだ知られていないのが、実情だからです。

自律神経は、私たちの生命活動の根幹を支える非常に重要な機能を担っています。そのことをもっとも端的に物語るのが「呼吸」といえます。呼吸が止まってしまうと、人間は生きていくことができません。

なぜ眠っているあいだも呼吸は続いているのか、不思議に思ったことはありませんか？　**実は、眠っているあいだも呼吸が続いているのは、自律神経のおかげなのです。**

誰でも一度は「もし、寝ているあいだに呼吸が止まってしまったらどうしよう」と不安になった経験があると思います。もし、起きていないと呼吸が止まってしまうなら、私たちは眠ることができません。

でも、自律神経の働きによって、意識とは無関係に呼吸は続きます。このシステムのおかげで、私たちは毎晩、安心して眠ることができるのです。

このように、自律神経とは、私たちの生命活動を二四時間三六五日休むことなく、縁の下で支えてくれている大切なシステムです。

この自律神経の働きが、私たちの健康に大きな影響を及ぼしていることが、

近年、明らかになってきました。

たとえば、ウォーキングとジョギングでは、どちらが健康にいいと思いますか?

朝の運動と夜の運動、いったいどちらが安全で体にいいのでしょうか?

「早起きは三文の徳」というのは、健康の観点から見ると、どうなのでしょうか?

ヨガが健康にいいといわれるのは、いったいどうしてでしょう?

一日三回の食事には、どのような健康上の理由があるのでしょう?

実はこうしたことが、自律神経のバランスという観点からすべて説明できるのです。

現在、私は、こうした自律神経の研究成果から編み出したトレーニング法や対処法を、トップアスリートや芸能人といった「本番での勝負強さ」が求

められる職業の方々に提供し、彼らから「効果の高さを実感した」というう
れしい言葉をたくさんいただいています。

もちろん、彼らが出している結果や能力の高さは、彼ら自身の才能と努力の賜物《たまもの》であり、私と出会わなくても彼らは同様の結果を出していたかもしれません。でも、メソッドを実践した彼らからの「ありがとうございました。先生のおかげです」という言葉が、私の取り組みは間違っていないことを確信させてくれます。

結果をつねに要求されるトップアスリートや芸能人の多くは、すでにこうした自律神経の重要性に気づき、そのコントロールに真摯に取り組みはじめているのです。

自律神経は、「交感神経系」（以下、交感神経）と「副交感神経系」（以下、副交感神経）の二種類に大別されます。

自律神経は内臓や血管の機能をコントロールする神経で、交感神経が体を支配すると体はアクティブな状態になり、副交感神経が支配すると体はリラックスした状態になります。私たち人間の体は、活動的な日中は交感神経が支配し、夜、リラックスするときには副交感神経が支配するというように、相反する働きを持った二つの自律神経が、交互に体を支配することで身体機能が保たれているのです。

これまでは、自律神経の働きについて、このように説明されるのが一般的でした。

これも間違いではないのですが、この言い方だと、私たちの体は交感神経と副交感神経が、きれいにスイッチングすることで動かされているような印象を受けます。

でも、実際はそうではありません。

体がもっともよい状態で機能するのは、実は、交感神経も副交感神経も両方高いレベルで活動している状態のときだったのです。

もちろん、両方高レベルといっても、アクティブな状態では「交感神経がやや優位」、リラックスした状態では「副交感神経がやや優位」、というようなバランスのシーソー状態が生じています。でも、それはあくまでも「やや優位」なのであって、どちらか一方に大きく偏ってはいけないものだったのです。

交感神経が優位な状態にしても、副交感神経が優位な状態にしても、自律神経活動の高さとバランスがもっとも理想的な状態にあるとき、それが、私たちの心身がもっとも健康で、心身のパワーを最大限に発揮できる状態だったのです。

では、どういうときに人は病気になりやすいのでしょうか。

結論をいうと、交感神経活動レベルが異常に高く、副交感神経活動レベルがきわめて低いときです。この状態が持続すると、体のあちこちに不調が現れ、病気になってしまうのです。

逆の場合、つまり、副交感神経活動レベルが高くて、交感神経活動レベルが低すぎる場合は、うつ病の傾向にあるといえます。

そして、交感神経も副交感神経も活動レベルが低い場合は、疲れやすく、やる気も起きない状態で、健康状態はよくもなく、悪くもなくといったところです。

この自律神経のバランスを自由自在にコントロールできるとしたら、私たちは生涯にわたって健康に生きる方法を手に入れることができるはずです。

それだけではありません。ここぞというときに持てる能力を全開できるようになり、それは人生を生きていくうえで大きな助けとなるはずです。

本書は、近い将来、医学と健康の常識になるであろう「自律神経のコントロール法」を医師が書いた最初の一般書になると自負しています。

いま、私は一人の医師として、そしてこのメソッドの実践者として、自信を持っていいます。

自律神経のバランスを、意識的に整えることで、あなたのすべてが変わります。

それも、すべてよい方向に変わります。

自律神経をコントロールするポイントは、ひと言でいうと、「ゆっくり」です。

「ゆっくり」を意識し、ゆっくり呼吸し、ゆっくり動き、ゆっくり生きる。

そうすると、下がり気味の副交感神経活動レベルが上がり、自律神経のバランスが整いはじめるのです。

自律神経をコントロールするということ。それはまさに、人生をコントロールすることと同じです。

実践していただければ、本書があなたの人生を変える一冊になると、私は確信しています。

なぜ、「これ」は健康にいいのか？　もくじ

第1章　すべては「これ」で説明できる

第2章 健康は自律神経のバランスで決まる

第3章 副交感神経の働きを高める生活習慣

第4章 人生の質は「これ」で決まる

本文イラスト◎きたもりちか
編集協力◎板垣晴己・鷗来堂
プロデュース◎レバレッジコンサルティング株式会社
編集◎高橋朋宏・蓮見美帆（サンマーク出版）

第1章

すべては「これ」で説明できる

●女性が男性よりも長生きするのはなぜだろう？

私が「体力」の衰えを自覚したのは、三〇歳を過ぎたときでした。

二〇代のときには何でもなかった病院の当直が、三〇歳を過ぎた頃から極端につらく感じられるようになったのです。二〇代のときは三日ぐらい寝なくても平気だったのに、三〇代になったらたったひと晩の当直ですらつらい。「ああ、これが年をとるということなのか」と思いつつも、その「極端な変化」に疑問も感じていました。なぜなら、そこまで極端に体力が落ちる理由がわからなかったからです。

私は学生時代にラグビーをしていたので、体力にはそこそこ自信がありました。医者になってからも外科医は体力仕事なので、運動も多少はしていました。自分の体を見るかぎり、なぜこれほど急激に体力が低下したのか、正直いって不思議でした。

そこで、まわりの医者や友人たちに、いつ頃から体力の衰えを感じるようになったか聞いてみることにしました。

すると、男性のほとんどは、私と同じように三〇歳を過ぎた頃に体力の急激な衰えを感じたと答えたのですが、なぜか女性は二〇代から三〇代になっても、あまり大きな変化は感じなかったというのです。ちょっとした悔しさもあって、「本当かな、見栄を張っているんじゃないのかな」と、そんな意地悪なことも考えましたが、もう少し年齢層を広げて聞いてみると、女性の場合は四〇歳を過ぎた頃に、「極端な変化」を感じたという人が圧倒的に多かったのです。

つまり、男性は三〇歳を過ぎた頃に、女性はそれよりも一〇歳遅い四〇歳を過ぎた頃に、それぞれ「体力の急激な衰え」を感じるということです。なぜ男女の体力変化の現れに一〇年の差があるのか、そのときは、理由がわかりませんでしたが、とても興味深い違いだと思ったことを覚えています。

この、体力の「極端な変化」が何によるものなのか、答えは思いがけないところで見つかりました。

それは「男女年代別の自律神経測定データ」です。これは順天堂大学における私たちの研究チームが自律神経について研究を始めるにあたり、最初に行った大規模調査にもとづくデータです。研究を開始するにあたって、私たちは、健康な人の自律神経活性が加齢にともなってどのような変化をするのか、基礎的なデータを集めました。また、その変化に男女差はあるのかどうかを調べていきました。私たちが研究を始めた当初は、自律神経の分野にはまだまだわかっていないことが多く、健康な人を対象にこうした大がかりな調査を行ったのは、おそらく世界でも私たちのチームが最初だったのではないかと思います。

調査をするにあたり、私たちは一つの仮説を立てていました。それは、「自律神経は交感神経も副交感神経も、加齢とともに低下していくだろう」というものでした。

ところが集まったデータは予想外のものでした。驚くべきことに、交感神経のレベルには加齢による変化も男女差もほとんど見られなかったのです。

でも、それ以上に驚いたのは、副交感神経に関するデータでした。

副交感神経のレベルは、予想どおり加齢とともに緩やかに下降していたのですが、男女ともに、ガクッと急降下する時期があったのです。そして、その年代こそが、男性は三〇歳を過ぎたあたり、女性は四〇歳を過ぎたあたりだったのです。これは、先ほどの男女それぞれの体力低下が見られる時期と一致します。

つまり、私たちが実感していた「急激な体力低下」は、副交感神経が急降下したことによる「自律神経のバランスの乱れ」が原因だった可能性が強まったのです。

「体力の低下＝副交感神経の低下」であるということに気づいたとき、私は

これが男女に寿命の差をもたらしているものなのではないか、と仮説を立てました。

二〇一〇年現在、日本人の男性の平均寿命は七九・五九歳、女性は八六・四四歳と、男女の平均寿命には約七歳の差があります。

でも実は、こうした平均寿命の性差は、医療の進歩に比例するように、年々拡大してきたものなのです。国勢調査が開始された直後(一九二一年～一九二五年)の平均寿命は男性が四二・〇六歳、女性が四三・二〇歳と、その性差はわずか一・一四歳しかありませんでした。医学が進歩すればするほど性差が広がることから、先天的に女性のほうが男性より長生きなのではないかといわれていますが、なぜ性差があるのかという「理由」はいまだ解明されていません。

でも、男性の副交感神経が女性より一〇年も早く下がることが判明したいま、平均寿命の性差に自律神経の低下時期が深く関係していることは大いに考えられます。

なぜなら、くわしくは後ほど述べますが、副交感神経が低下すると、血管の老化が進み、同時に免疫力も低下し、体は病気になりやすい状態になってしまうからです。

なぜ女性のほうが男性より長生きなのか。

長いあいだ、「謎」とされてきた男女の寿命の差は、副交感神経の低下する時期の違いがつくり出したものであると、私は考えています。

●郷ひろみの若さは副交感神経で説明できる

歌手である郷ひろみさんの若さは、同じ男性として、また一人の医師として、尊敬に値するものといえます。

彼の年齢は、二〇一〇年現在で満五五歳。

二〇一一年一月七日に放送されたNHKのヒューマンドキュメンタリー「裸の五五歳 郷ひろみ THE エンターテイナー」のなかで私がコメントしたのですが、彼の血管年齢は二〇代後半というものでした。

では、なぜ彼はあれほどの若さを維持できているのでしょう。

実は、郷さんの若さは「副交感神経を上げる日々の努力」の賜物なのです。

番組をご覧になった方はご存じかもしれませんが、彼の若さのベースとなっているのは日々のトレーニングです。でも、トレーニングだけでは、あれだけの若さは保てません。実際、トレーニングだけならほかにも多くの人が行っていますが、その人たちがみな、郷さんのように若々しいわけではありません。

それに郷さんの若さは、見た目だけのものではなく、俊敏さや柔軟性といった運動能力はもちろん、内臓年齢から血管年齢まですべてが若いのです。

彼のこうした若さは、実はトレーニングで鍛えた筋肉を、歌やダンスといったパフォーマンスに結びつける過程で生まれてきたものなのです。

彼の目的ははっきりしています。それは、「歌やダンスといった、自分がお客さんに提供するパフォーマンスを、つねに一〇〇%の力で行えるようになりたい」というものです。

もちろん、この一〇〇%のなかには見た目の若さなどビジュアル面も含まれていましたが、彼にとってそれは、歌やダンスを完璧にするためのものであって、それ自体が目的ではありませんでした。

トレーニングを心がけている人の多くは、筋肉さえ鍛えていればそれでいいと思っていますが、それは大きな誤解です。いくら筋肉を鍛えても、それだけで運動能力は向上しません。筋肉は、あくまでも筋肉、ただの「肉の塊」にすぎないからです。

たとえば、プロの野球選手のなかにもすごい筋肉の持ち主がいますが、彼らがみな、その筋肉の力を一〇〇%引き出せているかというと、ノーといわざるを得ないでしょう。それどころか、過度に筋肉を増やしたことが体の故障を招く原因となり、現役の後半生を苦しみながら過ごすことになってしまうケースも少なくありません。

筋肉の力を結果に結びつけるためには、筋肉を動かす神経や筋肉に栄養を供給している血管などを適切な状態にコントロールすることが必要です。そして、そうしたコントロールを可能にするのが、実は自律神経の力なのです。

●自律神経の働きが低下すると人生の質は一〇年で一五％低下する

自律神経のバランスが悪いと、いくら立派な筋肉を備えていたとしても宝の持ち腐れです。

スポーツで結果を出すためには、トレーニングで筋肉を鍛えることが必要です。でも、その筋肉の力を一〇〇％引き出すためには、自律神経のコントロールが必要不可欠なのです。

「結果をつねに出すことを望むなら、自律神経をコントロールすることです。そのためには……」

そんな話をすると、もともとプロ意識のとても強い郷さんは、私が驚くほどの熱心さで、指導した自律神経の改善方法をつねに心がけるようになりました。

私はこれまで、多くのアスリートや芸能人の方々に同じような指導をしてきましたが、彼の熱心さは群を抜いています。

なかでも郷さんが卓越しているのは、自分の体の状態をきちんと把握する能力と、必要だと感じたときには、何にも優先して、すぐに自律神経を整えるメソッドを実践するという熱意です。その真剣さは一流のアスリート以上です。おそらく、アスリートが郷さんと同じだけの努力をしたら、どんな選手でも必ず記録が伸びるはずです。それほど彼の努力はすごいものなのです。

何もしなければ、私たちの自律神経の力は、一〇年でおよそ一五%ずつ低下していきます。それがいったい何を意味するか、おわかりになりますか。

免疫力がしだいに低下し、健康を維持する力がしだいに失われていきます。見た目だけでなく、体全体の老化が進んでいくでしょう。

体の動きがだんだん鈍くなっていくはずです。

そして、ここぞというときの集中力を発揮できなくなります。

つまり、いいことは何ひとつありません。**自律神経を意識的にコントロールするということをしなければ、人生の質は一〇年でおよそ一五%ずつ低下していくということなのです。**

現在、多くの人は自律神経をコントロールすることの素晴らしさを知らないがゆえに、残念ながらそうした人生の質の低下を「しかたがないこと」とあきらめてしまっています。

でも、あきらめずに自律神経のコントロールを続けたとしたら、人間の体はいったいどこまで若さと健康を維持することができるのでしょうか。
郷さんの美しい姿は、この問いに対する一つの答えともいえるのです。

副交感神経の働きを高めることが「最高の健康法」

自律神経のバランスがいちばんいいのは一〇代のときです。まだまだ体力の衰えなど感じもしない二〇代でも、一〇代と比べるとかなりの違いがあります。

その違いが如実に現れたのが、ゴルフの二〇一〇年春のマスターズを終えたあとの石川遼選手と池田勇太選手でした。

マスターズでは石川選手が予選落ち、池田選手は最終的な順位こそ二九位でしたが、初出場で決勝ラウンドに残るという大健闘を果たしました。これだけを見ると二四歳の池田選手のほうが一八歳の石川選手より実力を発揮できたといえますが、マスターズ直後の二人の戦績を見ると、その明暗は逆転しています。

二人はマスターズのあと、すぐに国内のツアーに参加しましたが、石川選手の結果は予選落ち。池田選手はなんとか予選を突破しますが、いい成績を収めることはできませんでした。

実は前年度の賞金王が、国内ツアーの初戦で予選落ちするというのは珍しいことなのですが、私にいわせればこれは不思議なことではありません。なぜなら、時差は自律神経のバランスを大きく狂わせるからです。それまで一か月近くもアメリカにいた人が、時差の大きな日本に帰ってきて、すぐにトーナメントに参加しても勝つのはかなりむずかしいことなのです。

問題はその後の二人です。

石川選手は、早くも一か月後の五月に名古屋で行われた中日クラウンズで世界最小スコアを記録して見事な逆転優勝を遂げますが、池田選手はその後もなかなか復調できず、結局、優勝できたのは七月に行われたトーシンゴルフトーナメントでした。

石川選手の優勝はマスターズの一か月後、池田選手の優勝は三か月後。実はこの一か月と三か月の「差」こそが、一〇代と二〇代の自律神経の力の「差」だと思います。

一〇代の自律神経のバランスがいいのは、基本的に副交感神経のレベルが高いからなのですが、それ以上に一〇代と二〇代で自律神経の力の差となっているのは、「回復力」の早さの違いなのです。

回復するのが早ければ、たとえ大きく乱れたとしても、いち早くいい状態に戻すことができます。二〇代は一〇代のような早さでは回復できません。もちろん自律神経だけですべてを説明できるわけではありませんが、これが石川選手と池田選手の二か月の差になった大きな要因と私は考えています。

一〇代と二〇代でさえこれだけの差が生じるのです。三〇歳で大きく副交感神経レベルが下がってしまう男性にとって、二〇代と三〇代の差がどれほど大きなものに感じられるか想像に難くないでしょう。男性アスリートは三〇代前半で引退する人がとても多いのですが、それは「自律神経のバランスの乱れ」によって体をイメージどおり動かせないことを痛感した結果といえるのです。

自律神経でもっとも大切なのは、交感神経と副交感神経のバランスですが、このバランスは、主に副交感神経が上下することでとられています。

副交感神経のレベルは、加齢とともに少しずつ低下していきますが、そのほかにも日内変動があったり、食事のとり方や運動のしかた、睡眠時間や疲労度、さらには精神状態や環境の変化などさまざまな要因によってめまぐるしく上下します。

実力のあるスポーツ選手であっても、本番での調子にばらつきが生じてしまうのは、実はこの副交感神経が上下するためです。

先月のトーナメントでバーディーを連発したゴルフ選手が、今月は一転してボギーを連発し、予選落ちしてしまうということは決して珍しいことではありません。

でも、それはその選手の実力が失われたということではありません。実力を出すために必要な「副交感神経のレベル」が下がってしまっているだけなのです。

ですから、このめまぐるしく上下する副交感神経を、できるだけ高い状態で維持することが、心身の健康を保ち、体の潜在能力を引き出すカギとなります。**もっと具体的にいえば、ふだんから副交感神経を上げることを意識的に行うことが、潜在能力を最大限に引き出す方法であるとともに、心身のバランスを整える「最高の健康法」になるということです。**

副交感神経がちょっとしたことで上下するというのは、つねに実力のすべてを出しきりたいと思っている人にとって悩みの種であることは事実ですが、少し見方を変えれば、それが大きな福音となります。なぜなら副交感神経がさまざまな要因で上下するということは、環境的な要因や加齢によって副交感神経のレベルが下がってしまったとしても、生活習慣や精神状態を意識的に整えることで、下がった副交感神経を上げることができるということでもあるからです。

実際、一流といわれる人たちの言動を見ていると、それが自律神経に影響を与えると知っているかどうかは別として、結果的に副交感神経を上げることを数多く行っていることがわかります。

私はこれまで数多くの人の自律神経のバランスを調べてきましたが、自律神経のバランスのいい人は、見た目も体の中も実年齢より「若い」といえます。どんなジャンルであれ、一流といわれる人たちが実年齢より若く見えるのは、彼らの自律神経のバランスがいいからではないか。私はそう確信しています。

季節の変わり目に風邪をひく人が増えるのはなぜ？

日本のように四季のある地域では、季節によっても自律神経のバランスは変動します。なぜなら、自律神経は気温の影響を受けるからです。ごくかんたんにいえば、**私たちの体には、夏は副交感神経が優位になりやすく、冬は交感神経が優位になりやすい傾向があります。**

この変化には血流が関係しています。

私たちの体には「ホメオスタシス（恒常性）」といって、体の内部や外部の環境が変化したとき、体内の状態を一定に保とうとする働きがあります。

たとえば、暖かい部屋から寒い戸外に出ると、体がブルブルと震えますが、これはシバリングといって、体を震わせることで体温の低下を防いでいるのです。逆に涼しいところから暑いところへ行くと、今度はダラダラと汗をかきます。これは、汗をかくことで体の中の熱を体外に逃がして、体温が上がりすぎないように調節しているのです。

でも、考えてみてください。寒いところで体が震えるのも、暑いところで汗が出るのも、私たちが意識してコントロールしていることではありません。実はこれらも自律神経がコントロールしている反応の一つなのです。

シバリングが起きるほど急激な変化ではありませんが、秋から冬にかけて気温が下がっていくと、寒さを感じた体は体温を上げるために血流を増やそうとして、交感神経を優位にして血圧を上げます。

実は、これが秋から冬へと季節が移り変わる頃に風邪やインフルエンザにかかる人が増える理由なのです。

多くの人は寒いから風邪をひくと思っていますが、それは違います。もし本当に寒いから風邪をひくなら、寒さが厳しい雪国のほうが風邪をひく人が多いはずですが、実際には北海道も九州も、風邪をひく人の数にそれほど違いはありません。問題は気温の低さではなく、気温の「変化」なのです。

あとでくわしく説明いたしますが、**交感神経が優位になると顆粒球《かりゅうきゅう》（白血球の一種）が増え、副交感神経が優位になるとリンパ球が増えます。**

秋から冬にかけては交感神経が優位になるので、顆粒球は増えますが、リンパ球は減ってしまいます。この「リンパ球の減少」がウイルスや細菌への抵抗力を下げてしまうので、風邪やインフルエンザなど感染症を発症しやすくなるのです。

逆に春になって暖かくなってくると、リンパ球が増えるので、感染症は減りますが、別の病気を患う人が増えます。俗に「木の芽時は気の病に気をつけろ」といいますが、その言葉どおり、この時期はうつ病などメンタルな病気が増えるのです。

現代人の自律神経のバランスの崩れ方としては、交感神経が過剰に優位になるケースがほとんどなのですが、ごく一部、交感神経が低く、副交感神経が異常に高く、それが原因で体調を悪くしてしまっている人たちがいます。

それは、「うつ病」を患っている患者さんたちです。

自律神経のバランスが、交感神経に大きく傾くかたちで体調を崩すと感染症になりやすくなり、副交感神経に大きく傾くかたちで体調を崩すとうつ病などメンタルな病気になりやすくなるということです。

また気温だけでなく、気圧の変化も自律神経に影響します。雨や台風などで気圧が大きく乱れると気持ちが落ち込むなど不定愁訴を訴える人が増えますが、実はこれも気圧の急激な変化が自律神経のバランスを崩すからだと考えられます。ですから、雨上がりに爽快な気分になるのは、たんにお天気がよくなるからではなく、気圧の回復にともない自律神経のバランスが整うからなのです。

ちなみに、これは昔から医師のあいだではよく知られていたことなのですが、梅雨時の晴れ間にはなぜか虫垂炎（俗にいう盲腸）の患者さんが増えるのです。昔はなぜ梅雨の晴れ間に虫垂炎が増えるのか、その理由はわかっていませんでした。免疫を専門としている新潟大学教授の安保徹先生もおっしゃっていますが、これも気圧の急激な変化が自律神経のバランスを崩すと考えれば説明がつきます。

梅雨時は全体的に気圧の低い日が続くので、副交感神経が優位な状態が続きますが、その晴れ間は逆に交感神経が上がって、副交感神経が急激に低下します。

この急激な変化が、リンパ球の急激な減少を招き、感染症にかかりやすい状態をつくるので、虫垂炎を発症しやすくなるというわけです。

気温にしても気圧にしても、急激な変化が起きると、その変化に自律神経が対応しきれなくなり、ただたんに交感神経が高いとき、副交感神経が高いときよりも病気を発症しやすくなってしまうのです。

ですから、季節の変わり目を元気に乗り切るためにも、ふだんから自律神経のバランスを整える習慣を身につけることが大切なのです。

●ジョギングよりウォーキングのほうが健康効果は断然高い

健康を維持するために「適度な運動」が必要なことは、多くの人が知っています。

実際、健康維持のために運動を心がけている人はたくさんいます。現在、週一回以上、一回三〇分以上の運動を実施している人は、なんと全体の五六・四%にも達しています（『スポーツライフ・データ』ＳＳＦ笹川スポーツ財団）。

これは、実に五〇〇〇万人以上の日本人が週一回以上の運動を日常に取り入れているということです。

なかでも五〇代以上の運動実施率はとても高く、週二回以上、一回三〇分以上、運動強度はややきつめという「アクティブ・スポーツ人口」でも、五〇代が四八・二%、六〇代では五四・三%、そして七〇代以上でも四五・二

%もあります。

運動の種類はさまざまですが、近年急激に人気が高まっているのが、ジョギングやランニングです。二〇〇六年の調査では、今後もっとも行いたい運動種目における「ジョギング・ランニング」の順位は二九位でしたが、二〇〇八年の調査では、一〇位とその順位を大幅に上げています。

そんな大人気の「ジョギング（ランニングを含む）」ですが、もしも「健康維持」を望むのであれば、私はジョギングではなく「ウォーキング」をお勧めします。

熱心に運動する「アクティブ・スポーツ人口」が中高年に多いことからもわかるように、五〇代から六〇代にかけての中高年の人たちには、きつい運動をできることが健康の証《あかし》だと考える傾向が見られます。

もちろん、運動能力を高めたり、筋力をアップさせたりといったトレーニング効果を求めるのであれば、ジョギングはいちばん身近な方法だと思います。でも、ジョギングのほうがウォーキングよりも健康効果が高いかというと、それは別問題です。

実際には、ウォーキングのほうがジョギングよりはるかに健康効果は高いのです。

ジョギングは運動量が大きいため、どうしても呼吸が速く、浅くなり、副交感神経のレベルを下げてしまいます。

とくに中高年は、そもそも副交感神経のレベルが低下しているので、それをさらに下げるような運動は、健康維持効果があるどころか、かえって体を老化へと追いやる可能性があるのです。

私たちの呼吸は、速く走れば走るほど浅くなります。ジョギングよりはランニング、ランニングよりは一〇〇メートル走のほうが呼吸は浅くなります。実際、一〇〇メートル走も一流選手になるとほとんど無呼吸に近い状態で走っています。

これは、つい最近、末梢《まっしょう》血管の血流量が正確に測れるようになってわかったことなのですが、無呼吸の状態は、体にとってかなりリスキーな状態です。なぜなら末梢の血流は、呼吸が止まった瞬間に低下してしまうからです。

血流が低下するということは、末梢の細胞や神経に酸素や栄養が行き渡らなくなるということです。私たちの体は約六〇兆個の細胞の集合体ですが、その細胞一つひとつがきちんと機能を果たすことで私たちは生きています。その一つひとつの細胞がきちんと機能を果たすためには酸素と栄養が必要不可欠です。そして、それらを細胞に運んでくれているのが血流です。

血流が完全に止まってしまえば、細胞は死んでしまいます。

運動によって呼吸が浅くなった状態では、完全に末梢の血流が止まるわけではありませんが、危険といっても過言ではないほど血流が激減することは事実です。

ですから、「健康」ということを考えるのであれば、呼吸が浅くなってし

まうような運動はよくありません。

健康効果を望むのであれば、ウォーキング程度の軽い運動で充分です。より具体的にいうなら、きちんと横隔膜を上下させて行う「深い呼吸」をしながら行える程度の運動です。

深い呼吸が行えれば、副交感神経は低下しないので、末梢まで充分な酸素と栄養を供給しながら運動することができます。

ジョギングより息を乱さない程度のウォーキングのほうが「健康効果が高い」なんて、信じられないという人もいるかもしれませんが、**かつては体にいいと考えられていたことが、医学が発達することによって、実は体によくないことがわかったということはこれまでにもたくさんあります。**

現在四〇歳以上の人は覚えがあると思いますが、昔は運動中に水を飲むのは「疲れやすくなるから」という理由で禁止されていました。でも現在は、トレーニング中の脱水が危険であることが医学的に証明され、トレーニング中は積極的に水分補給をすることが大切だということが常識になっています。

同じく、いまでは体にとって有害なことがわかって行われなくなった「うさぎ跳び」ですが、昔は下半身を鍛えるにはうさぎ跳びがいちばんいといわれ、階段をうさぎ跳びで昇降するという、いま考えると恐ろしく危険なトレーニングが日常的に行われていました。

スポーツ医学の領域はまだまだ未開拓の部分が多く、どのようなトレーニングが体によくて健康にいいのかということは、いまやっとわかりかけてきたところなのです。

石川遼はなぜタイガー・ウッズの歩き方に着目したのか?

石川遼がタイガー・ウッズと初めていっしょにラウンドしたとき、記者に感想を聞かれて、次のように答えたことをご存じでしょうか。

「もっとも影響を受けたのはタイガーの姿勢の美しさでした。スイングのときも歩くときも背筋がピンと伸びていて、ぜひ見習いたいと思います」

このコメントをスポーツ新聞で読んだとき、私は石川遼の非凡さをあらためて強く感じました。初めてのラウンドでウッズの「歩き方」に着目するとは、さすが若くして一流のアスリートです。

実は、タイガー・ウッズの歩き方は、自律神経のバランスを整えるのに適した、理想的な歩き方なのです。

石川遼は、ウッズの歩き方で姿勢のよさに着目していますが、彼の歩き方には姿勢のほかにもう一つ、自律神経を整えるうえでたいへん重要な要素が含まれています。

それは「ゆっくり動く」ということです。

タイガー・ウッズは背筋が伸びた状態で腰骨からゆっくりと前に出すような歩き方をしています。**この「背筋を伸ばしてゆっくりと歩く」というのが、**

自律神経のバランスを安定させる最高の歩き方なのです。

では、背筋を伸ばしてゆっくり歩くとなぜ自律神経が安定するのでしょう。

まず、「背筋を伸ばす」のがいいのは、「気道」が開くからです。気道が開くと呼吸をしたときに肺に入ってくる酸素の量が増えます。

私たちの体というのはとても敏感で、入ってくる酸素の量が減ると、大切な脳に優先的に酸素を送るために全身の末梢血管を収縮させます。つまり、末梢へ流れる血流を制限することで、脳に送る血液の量を増やすのです。そのため私たちの体は、低酸素状態になると、末端が冷えたり、感覚が鈍くなったり、痺《しび》れが生じたりしてうまく動かなくなってしまいます。

逆に、入ってくる酸素の量が増えると、末梢の血管は拡張します。末梢の血管が拡張すると、隅々の細胞にまで血流とともに酸素と栄養が行き渡るので全身の動きがよくなります。

背筋を伸ばすだけで本当に体の状態がそれほど変わるのだろうか、と思うかもしれませんが、胸を張って前を見るか、うつむいて下を見るかだけでも、気道の広さによって体に入ってくる酸素の量は激変します。そして、**体に入ってくる酸素の量が変わると、一瞬で体中の末梢血管の状態が変化します。私たちの体というのは、それほど繊細なものなのです。**

●なぜ、「ヨガは健康にいい」といえるのか

もう一つのポイントである「ゆっくり歩く」のがいい理由も、実は呼吸と関係しています。

私たちの体は、速く動かせば動かすほど呼吸が荒くなります。

呼吸が荒くなると、呼吸の回数が増えるので、より多くの酸素を取り込んでいるような気がするかもしれませんが、実際には体の中に取り込まれる酸素の量は減少してしまいます。なぜなら、回数は多くても一つひとつの呼吸

が「浅い呼吸」になってしまうからです。

呼吸が自律神経と関係するのは、血管を収縮・拡張させるのが自律神経だからです。基本的に、交感神経が優位になると血管は収縮し、副交感神経が優位になると血管は拡張します。そのため、体が酸素不足を感じると、末梢の血管を収縮させるために、交感神経優位の状態になり、酸素の量が増えると、反対に副交感神経優位の状態にして血管を拡張させるのです。

ただし、このときの変化は、交感神経が上下するのではなく、副交感神経が上下することで自律神経のバランスを調節します。

ですから、呼吸が浅くなったことによる「交感神経優位の状態」では、副交感神経が低下してしまうので、実力が発揮できない状態になってしまうのです。

タイガー・ウッズの歩き方が自律神経のバランスを安定させるのは、「深い呼吸」が維持されることによって、副交感神経が高いレベルで維持されるからなのです。

タイガー・ウッズは、自分の歩き方がパフォーマンスを引き出す効果を持っていることを理解したうえで、意識的に行っています。その証拠に、彼の歩き方はどんな状況でもほとんど変化しません。

タイガー・ウッズは、スコアがよくても悪くても、いいショットを打ったあともミスショットのあとも、どんなときであれ、胸を張ってゆっくりと歩きます。

人はふつう、あせると動きがせかせかと速くなります。

その結果、あせればあせるほど呼吸が浅くなって副交感神経が低下し、本来の力が発揮できなくなってしまうのです。

あせるとミスが増えるのは、この「せかせかした動き」が副交感神経を低下させ、自律神経のバランスを崩してしまうからなのです。

タイガー・ウッズのこうした歩き方は、おそらくヨガから学んだものと思われます。彼がヨガをトレーニングに取り入れていることは有名ですが、ヨガの基本は「深い呼吸」だからです。

ヨガは古代インドで生まれた修行法です。古代の人たちは、なぜ「深い呼吸」がいいのかその理由はわからなくても、それが自分の心身に宿る潜在能力を引き出す最良の方法、つまり、深くゆっくりした呼吸が自律神経のバランスを整える最良の方法だということを、経験を通して知っていたのです。

なぜ、ヨガは健康にいいのか。それは、深い呼吸を通じて、自律神経のバランスを整えるからといえるでしょう。

キム・ヨナの金メダルの理由は副交感神経の働きにある

二〇一〇年二月に行われたバンクーバー冬季オリンピックの女子フィギュアスケートで、金メダルを獲得した韓国のキム・ヨナ選手の演技はとても素晴らしいものでした。彼女が金メダルを決めたフリースケーティングでは、史上最高点の一五〇・〇六点を記録しています。

日本の浅田真央選手も決して悪くなかったのですが、結果的には二〇点近い大差のついた銀メダルとなってしまいました。

でも、キム・ヨナと浅田真央の実力の差が二〇点もあったのかというと、私はそうではないと思います。やはり実力をどれだけ本番のパフォーマンスに結びつけることができたかの違いがあれだけの差を生んだのだと思います。

では、両者にその「差」をつくりだしたものは何だったのでしょう。

私は、最大の違いは「ゾーンへの入り方」の違いだと思っています。

「ゾーン」とは、ごくかんたんにいえば、「集中力が極限まで高められた状態」です。この状態になると、周囲の不必要な景色や雑音が意識から消え、感覚が研ぎ澄まされます。一流のアスリートは自分の持てる力を出し切るために、さまざまな方法で集中力を高め、ここ一番というときにゾーンに入れるよう工夫をしています。

浅田真央の場合は、自分の好きな音楽をヘッドホンで聴きながら集中力を高めるという方法をとっていました。外界を遮断し、自分だけの世界に入り込んでいくことで集中力を高めていく方法です。

でも、キム・ヨナのゾーンの入り方は、浅田のそれとは違いました。**キム・ヨナは浅田が外界を遮断したのとは反対に、観客やチームメイト、周囲の人間に笑顔を見せ、自分の味方にしていくというゾーンの入り方をしています。**

スポーツの試合では「ホーム（自国開催）が有利」というのは常識です。なぜホームが強いのかというと、移動が少ないのでその分、身体的疲労が少ないということもありますが、それ以上に大きいのが「応援してくれる人が多い」ということなのです。

よく試合に勝った選手がインタビューで「みなさんの応援のおかげで」と

か「みなさんの声援が力になりました」といっていますが、あれは観客へのリップサービスではなく、本当に応援が自分の力を引き出す助けとなったことを実感した結果の言葉なのです。

私がキム・ヨナのゾーンの入り方が理想的だといったのは、この「応援の力」こそが、選手を「ホワイト・ゾーン」へと誘ってくれる力だからです。

実は私は、「ゾーン」といわれる集中状態には、とてもいい集中状態「ホワイト・ゾーン」と、悪い集中状態「ブラック・ゾーン」の二種類があると考えています。

パフォーマンスを出すのに高い集中力が必要なのは事実ですが、何でも高ければいいのかというとそうではありません。「過ぎたるは及ばざるがごとし」という言葉があるように、集中力も行きすぎて周囲の状況が完全に見えなくなってしまうと、みずから墓穴を掘ることになってしまいます。この墓穴状態が「ブラック・ゾーン」です。

ブラック・ゾーンもホワイト・ゾーンも、両方とも集中力を極限まで高めた状態であることは同じなので、実は両者には紙一重の違いしかありません。

では、何がホワイトとブラックを分けるのでしょうか。

それは、「余裕」です。

周囲の状態を見る余裕、行きすぎたと思ったら退く余裕、そうした余裕がないと、谷底に落ちるようにブラック・ゾーンに落ちていってしまいます。

話をキム・ヨナと浅田真央に戻しましょう。

バンクーバーでの浅田の敗北は、うまくゾーンに入れなかったからだといえます。彼女は自分の集中力をひたすら高めることでゾーンに入ります。このやり方は自分のコンディションがいいときはいいのですが、プレッシャーが大きかったり、コンディションが優れなかったりすると、うまく入り込むことができなくなってしまいます。

また、外界を遮断してしまうので、うまくゾーンに入れてもブラック・ゾーンに行ってしまう危険性もあります。

それに対してキム・ヨナの方法は、周囲がゾーンに入るお膳《ぜん》立てをしてくれるので、少々体調が悪くても、周囲の気に自分の集中力を合わせることでスムーズにゾーンに入っていくことができます。オリンピックが開かれていた実際の場所はバンクーバーでしたが、あの一瞬、彼女は自分の滑るリンクをホームのリンクにつくりかえてしまったといってもいいでしょう。

それに、周囲の力に後押しされてゾーンに入ると、最初から周囲を意識することになるので、ブラック・ゾーンに陥る危険性も低くなります。

さらに、キム・ヨナの演技には、もう一つ、すごい仕掛けが盛り込まれていました。

彼女の演技に組み込まれたこの仕掛けに気づいたとき、私はいまのスポーツ界でこのポーズの重要性についてわかる人がいったい何人いるだろうか、と思いました。

なぜならその仕掛けは、キム・ヨナの自律神経を整え、優勝へと導くカギとなったといってても過言でないほどすごいものだったからです。

その仕掛けとは、キム・ヨナのショートプログラムの中で、キム・ヨナみずからが「いちばん好きなポーズ」と告白していた、立ち止まって指を鳴らすポーズです。

フィギュアスケートは氷の上を優雅に滑るので穏やかな運動に見えますが、実は運動量の多い激しいスポーツです。当然のことながら息が荒れ、呼吸は浅くなります。

とくにショートプログラムというのは、一般の人たちからすると、時間が短いのでフリーよりかんたんだと思われがちなのですが、選手にとっては短い時間内にいろいろな演技を詰め込まなくてはならないので、フリー以上にきついものなのです。

とくにキム・ヨナはジャンプが不得意なので、ショートプログラムではいちばん最後のステップを踏んだあとのジャンプで失敗することが多いという問題を抱えていました。キム・ヨナが浅田真央に負けるのは、ほとんどがこうしたジャンプの失敗が原因でした。

このキム・ヨナの問題点を見事に解決したのが、あの「立ち止まって指を鳴らすポーズ」なのです。

なぜなら、ほんの一瞬ですが、あそこで立ち止まって笑顔をつくることで、あの瞬間に呼吸が深くなり、それと同時に低下していた副交感神経をググッと上昇させることができるからです。

つまり、あの立ち止まって指を鳴らすという一瞬のポーズを組み込むことで、それまでの演技で低下した副交感神経を再び高い位置に引き上げ、残りの演技のパフォーマンスを高めていたのです。

それと同時に、あのポーズは、立ち止まることによって彼女に周囲を見る心の余裕を与えます。キム・ヨナが、あのポーズがいちばん好きだといったのは、何を意味しているかというと、そのポーズで余裕が生まれ、ラクになれるということなのです。

おわかりでしょうか、キム・ヨナはそもそもゾーンへの入り方が理想的だっただけでなく、あの「立ち止まるポーズ」を入れることで自律神経をコントロールし、なおかつ「余裕」をも生み出していたのです。

ゆっくり動くと健康になる

自律神経について知らない医師はいません。

しかし、自律神経が私たちの健康維持や能力の発揮にどれほど大きな役割を果たしているのか、正しく知っている医師がどのくらいいるのかというと、ほとんどいないといわざるをえません。かくいう私も医師でありながら、自律神経の研究を始めるまでは、その重要性についてほとんど理解していなかったのです。

自律神経についての正しい知識を持っていなかった頃の私の体調は最悪でした。頭痛や不整脈に悩まされることも多く、年中風邪をひいていて、休んでもなかなか疲れがとれず、精神的にも短気でつねにイライラしていました。

それでも私は、体調が悪いのはたんなる疲れが原因だと思っていました。だから、口では「おれみたいなのを医者の不養生というんだ。長生きはできそうもないな」といいながらも、自分の状態をそれほど深刻なものとは考えていなかったのです。

そんなある日、私はテレビから流れてきた「サザエさん」のテーマ曲を聴きながら、なんともいえない暗い気持ちになっている自分に気がつきました。

「えっ、おれはサザエさん症候群になっているのか?」

そう思ったときは、さすがにショックでした。

サザエさん症候群というのは、日曜日の夕方から深夜にかけて、翌日からまた仕事に行かなければならないと思ったときに、心身にさまざまな不調が生じる症状のことです。日曜日の夕方を象徴するものとして、フジテレビ系の長寿番組「サザエさん」の名が、こうした症状の俗称として用いられているというわけです。

それは、たんなる肉体疲労だと思っていた自分の健康状態が、「疲れ」ではすまなくなってきていることを自覚した瞬間でした。おそらくこのとき病院を受診していたら、私は「軽いうつ症状」と診断されていたことでしょう。

決して仕事が嫌いだったわけではありません。嫌いどころか、仕事は大好きです。どんなに体調が悪くても朝七時には病院に入り、深夜一二時すぎまで仕事をしていることもざらです。医師になってからは、夏休みのようなまとまった休みはもちろん、私用で休みをとったことも一度もありません。家族からもあきれられるほど仕事が好きなのに、「明日は仕事だ」と思うと気持ちが暗くなるのですから不思議でした。

当時はなぜそんな気持ちになるのかわかりませんでしたが、いまはよくわかります。当時、私に現れていた症状は、肉体的なものも精神的なものもすべて自律神経のバランスの乱れから来ていたのです。

なぜそういいきれるのかというと、私自身、自律神経のバランスを整えるようになってから、当時と変わらず長時間仕事をしているにもかかわらず、ベストコンディションを保つことができているからです。

どのような業界でも私のように仕事が好きで、ろくに休みもとらず、がんばっている人はたくさんいます。そのなかには、かつての私のように、さまざまな症状に苦しみながら仕事をしている人もたくさんいると思います。

目の前の仕事にやりがいがあり、なおかつその仕事が好きだと、人はついつい仕事を優先して自分の体のことを後回しにしてしまいます。しかし、自分の体をいたわることこそが、その大好きな仕事でより高い成果を出す最善の方法だということがわかれば、優先順位はおのずと変わっていきます。

実際、かつての私は、人の病気を治すことを仕事にしているにもかかわらず、自分の健康管理には無《む》頓着《とんじゃく》でした。

でもいまは、自分の体調をつねにベストの状態に整えておくことが、医師としての当然の務めだと思っています。

だからこそ私は、自律神経のことをもっと多くの人に知ってもらいたいのです。

体を大切にするというのは、体を休めるということではありません。体が本来持っている機能を充分に働かせることができる状態に整えるということです。休むことは、そのための方法の一つでしかありません。そういう意味では、動くことも休むことと同じように体の機能を充分に働かせるためには必要不可欠なことです。

大切なのは、どのように休むのがいいのか、どのように動くのがいいのか、ということです。そして、この「どのように」の指標となるのが自律神経のバランス、すなわち、交感神経と副交感神経のバランスなのです。

生活の中に自律神経のバランスを整える習慣を取り入れることで、心身は見違えるほどいいコンディションを保つことができます。

自律神経のバランスを整える、すなわち交感神経と副交感神経のバランスを整えることは、その素晴らしい力を人生において活用する最高の健康法なのです。

その効果は、健康維持に役立つだけにとどまりません。

持てる能力を最大限に発揮することができるようになり、人生全般にわたって、あらゆることがプラスに転じていきます。

では、自律神経がどのような状態にあるときがベストなのでしょうか。

それは、交感神経と副交感神経の両方が高い状態にあるときです。

現代の日本においては、多くの人は交感神経が高めの状態にあるといえます。そして、副交感神経が下がったままの状態で生活している人が圧倒的に多いのです。

つまりは、「副交感神経を高い状態に保つこと」が健康な人生を生きることにつながり、自分の能力を最大限に発揮できるように導いてくれるのです。

では、どうすれば副交感神経を高くすることができるのでしょう。

大きく分ければ、するべきことはたった二つです。

一つは、副交感神経を下げてしまうことをやらないこと。

もう一つは、副交感神経が上がることを積極的に行うことです。

そしてこの二つに共通するキーワードこそが、実は「ゆっくり」なのです。

たとえば、ゆっくりとした呼吸は、副交感神経を高める方法の一つなのですが、その反対の浅く速い呼吸は、副交感神経を低下させる働きを持っています。

実際、どんな動作でも「ゆっくり」行うように心がけるだけで、副交感神経の低下を防ぎ、場合によっては副交感神経を高めることもできます。

自律神経のバランスが整えば、体の免疫力も自然と上がってきます。

ゆっくり動くと健康になる。

まずは、このことを胸に刻んでほしいと思います。

第2章

健康は自律神経のバランスで決まる

●「自律神経は脳と同じくらい大切」と言い切れる理由

私たちの体は「脳」がコントロールしている。

これは嘘ではありません。

でも、脳が体のすべてをコントロールしているのかというと、それは違います。**実は、生命活動の維持という点において、自律神経は脳と同じくらい大きな役割を担っているのです。**

では、自律神経はどのように私たちの生命活動を支えているのでしょうか。そのことを説明するまえに、まず「神経」とは何かをご説明しておきたいと思います。

神経とは、私たちの脳と体をつなぐ「情報の道」です。

この、全身に張りめぐらされている「情報の道」を通じて体の情報が脳に送られ、また、脳からの指令が全身に伝えられています。

たとえば、熱いやかんに指が触れてしまった状況を思い浮かべてみてください。

指先に熱いものが触れたことは瞬時にわかります。この「わかる」ということは、つまり、神経を通じて指先の感覚を脳が認識するということです。

次に、この情報から「このままでは指先が危険」と脳が判断すると、「指先をやかんから離しなさい」という指令が再び神経を通じて送られます。この指令によって筋肉が動き、指先がやかんから離れるのです。

このように、神経が「情報の道」として働くことで、脳と体のコミュニケーションが上手に行われています。

「情報の道」である神経は、大きく「中枢神経」と「末梢神経」の二つに分かれます。

中枢神経というのは、「脳」そのものと、それにつながって腰まで伸びる神経の束「脊髄《せきずい》」の総称です。中枢神経はとても重要な神経なので、脳は頭《ず》蓋骨《がいこつ》に、そして脊髄は背骨に守られています。

一方、末梢神経は中枢神経から体の隅々まで張りめぐらされた、細い神経です。

末梢神経は「体性神経」と「自律神経」に分かれ、体性神経はさらに、痛い熱いなど全身の感覚を脳に伝える「知覚神経」と、手足などの筋肉を動かすときに脳からの指令を伝える「運動神経」に分かれます。自律神経は心臓や肺、腸などの内臓に伸び、「交感神経」と「副交感神経」の二つに分かれます（次ページの図を参照）。

体性神経は知覚や運動に関わる神経なので、その働きを「意識」することができますが、自律神経は無意識のうちに働く内臓や血管に関わる神経なので、意識的に動かすことはできません。

具体的にいうと、手足は「動かそう」と思えば動かすことができますし、「止めよう」と思えば動きを止めることができます。意識的に動きをコントロー

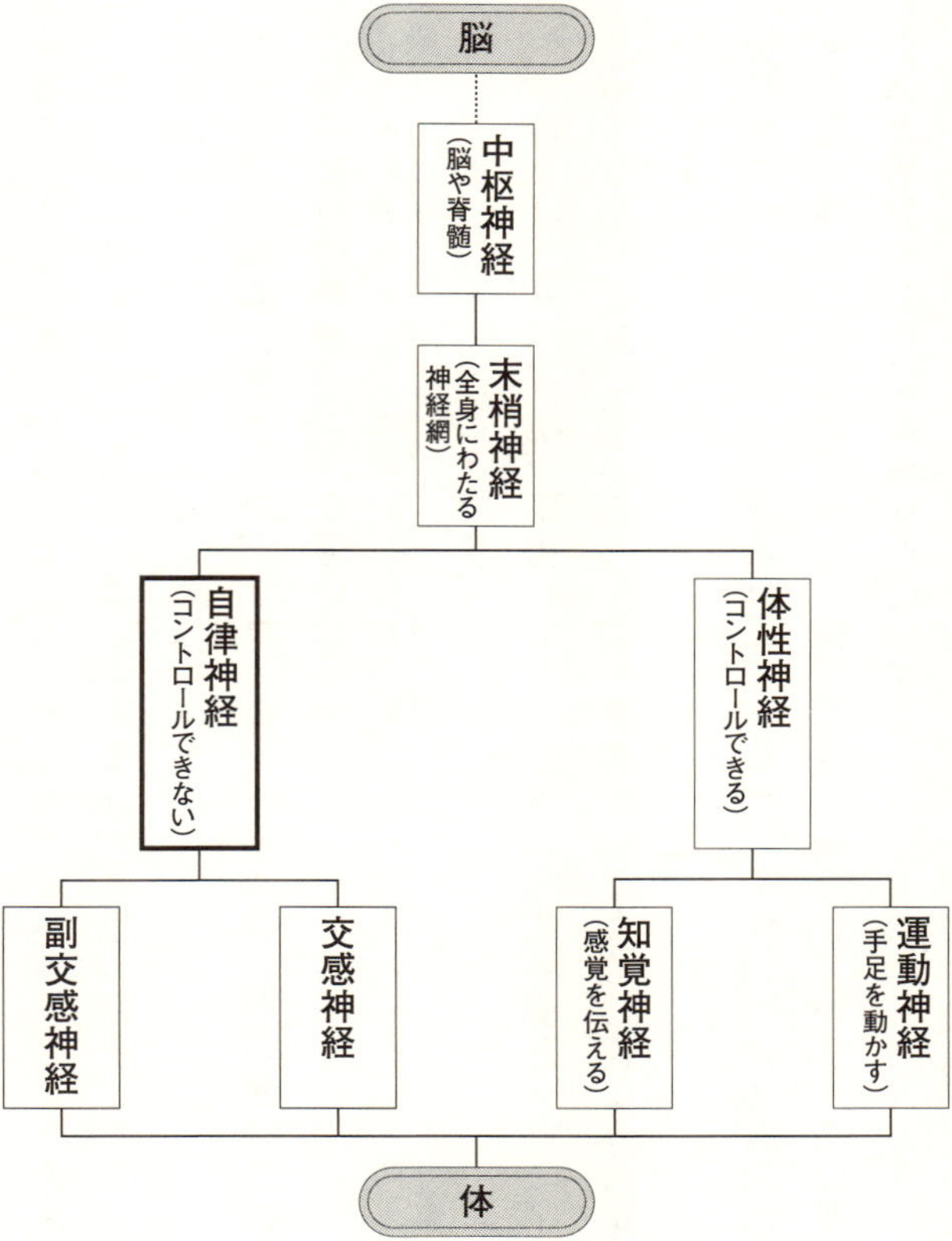
脳
中枢神経
（脳や脊髄）
末梢神経
（全身にわたる神経網）
自律神経
（コントロールできない）
体性神経
（コントロールできる）
副交感神経
交感神経
知覚神経
（感覚を伝える）
運動神経
（手足を動かす）
体

ルすることができるということです。しかし、心臓や腸といった内臓はいくら私たちが「動かそう」あるいは「止めよう」と思ったところで、その動きを意識的にコントロールすることはできません。

つまり、意識的に動きをコントロールできるかできないか。この違いが、体性神経と自律神経の大きな違いの一つです。

自律神経のもっとも大事な働きは、第1章でも少しご説明しましたが、「恒常性」を保つ、ということです。

恒常性とは、外部環境が変化しても、生体の内部環境を一定に保つことだと述べました。これは、私たち生物が生物であるための何よりも重要な性質といえます。

恒常性についてイメージするうえで、わかりやすいのは体温調節です。

私たちの体温は気温に関係なく約三六度に保たれていて、この温度は私たちの体が活動するのに最適な温度です。

暑いところに行くと、その影響で体温は上がろうとしますが、汗をかくことで体温の上昇を防いでいます。反対に、寒いところに行くと、鳥肌が立ったり、ふるえたりすることで、体温が下がるのを防いでいるのです。

これらはすべて、自律神経の働きによるものです。**自律神経があるおかげで、私たちはふだんから意識することなく、外部環境の変化に対応できているのです。**

また、横になった状態から急に起き上がると立ちくらみが起こることがあります。これを「起立性低血圧」や「脳貧血」と呼びますが、これは頭が急に高い位置に上がったために、血圧が低下し、脳に行く血液が減ってしまうことが原因です。

このとき、血液は重力の影響で足のほうにたまっているのですが、血管の圧力が低下していることを感知すると、瞬時に血管が収縮し、足にたまった血液が心臓に戻り、脳に行く血液を増やしてくれるのです。

これもやはり自律神経の働きによるもので、姿勢が変化しても大事な脳に送られる血液が途絶えないためのシステムなのです。

このほかにも、血液循環、呼吸、消化吸収、排泄《はいせつ》、免疫、代謝、内分泌などのシステムは、すべて恒常性を維持するためのシステムであり、その調節には自律神経が深く関わっています。

自律神経がなければ、人は生きられません。

もし自律神経が働かなかったら、脳と体は外部の環境変化によって大きく左右され、充分に機能することができなくなってしまいます。

つまり、自律神経は「体の危機管理システム」であると同時に、生命活動を維持するうえでなくてはならないシステムなのです。

●交感神経はアクセル、副交感神経はブレーキの役目

私たちの体は、「交感神経」と「副交感神経」という相反する働きをする二つの自律神経によってコントロールされています。この二つの神経は、車の機能にたとえるなら、アクセルとブレーキのようなものです。

運動をするときや頭を使うときなど、心身が「興奮」するときに優位に働く交感神経はアクセル、くつろいでいるときや眠るときなど、心身が「リラックス」するときに優位に働く副交感神経はブレーキです。

交感神経と副交感神経のバランスには日内変動があり、朝から日中にかけては交感神経が優位に働き、夕方から夜にかけては副交感神経が優位に働くというリズムがあります。そのためこの二つの神経の働きは一方が高くなるともう片方は低くなる「シーソー」のような関係にあるといわれることが多いのですが、実は、これは正しい表現ではありません。なぜなら、自律神経

を計測すると、実際には次の四つのパターンがあるからです（次ページの表を参照）。

① 交感神経も副交感神経も高い
② 交感神経が高く、副交感神経が極端に低い
③ 交感神経が低く、副交感神経が極端に高い
④ 交感神経も副交感神経も低い

そして、どのパターンのときにもっとも心身の状態がよく、ふだんの力が発揮できるかというと、①の交感神経も副交感神経も両方高いときなのです。反対にもっともパフォーマンスが出ないのが、両方とも低い④です。④は非常に疲れやすく体力もないのですが、バランスは悪くないので健康状態はそれほど悪くありません。

心身に病的な状態が現れている人の自律神経を測ると、まず間違いなく②か③です。

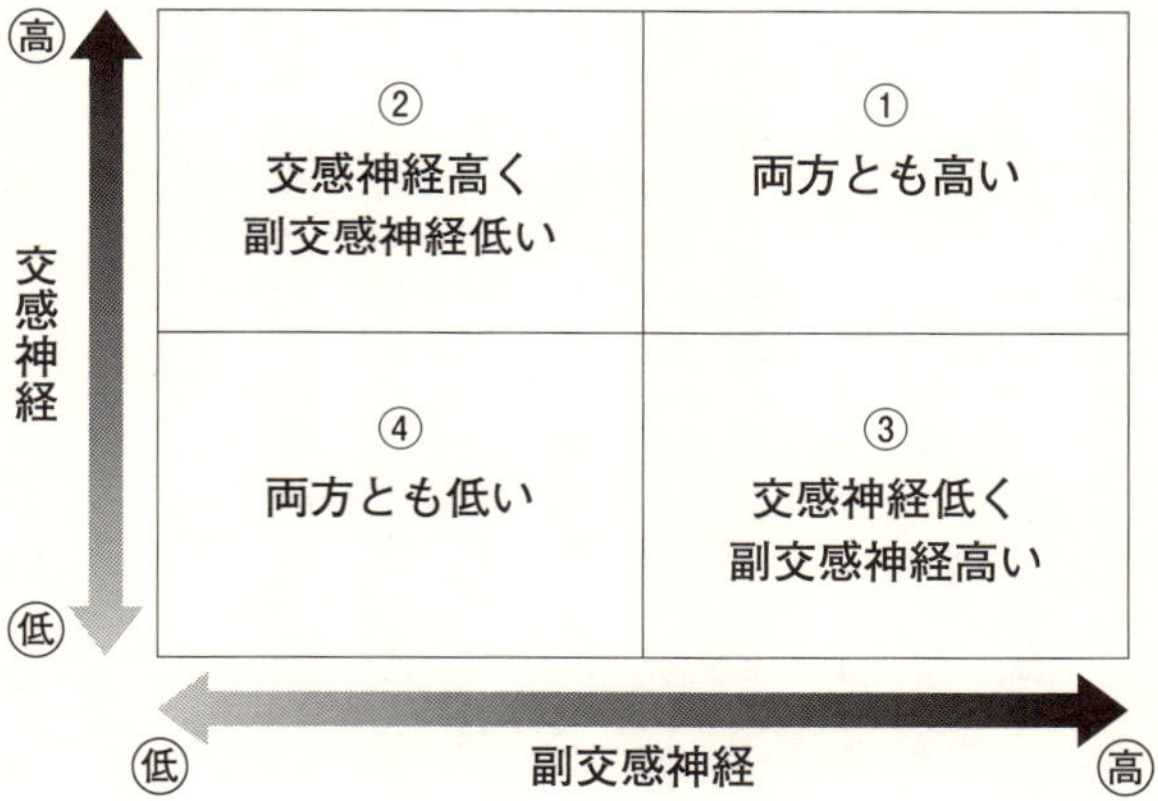

誤解のないようにいっておきますが、二つの自律神経の差は多少であれば心身にとってとてもいい状態といえます。たとえば、スポーツ選手ややり手のビジネスマンなど活動的でパフォーマンスの高い人の多くは、交感神経がかなり優位な状態です。また、周囲のみんながインフルエンザで倒れても、一人ぴんぴんしているような免疫力が高い人は、たいてい副交感神経が若干優位な人です。

交感神経と副交感神経の理想のバランスは一対一です。では、どのぐらいの範囲が「若干」といえるのかというと、どんなに差がついても一対一・五までです。バランスにそれ以上の差がついてしまうと、体にはさまざまな弊害が現れます。

健康な人の自律神経は、基本的に日内変動に即して、日中は交感神経が若干優位な状態になることで心身が活発に活動するのに適した体内環境をつくり、夕方以降は副交感神経が若干優位な状態に変わることで、心身が静かに休むのに適した体内環境をつくります。

交感神経が働くと、基本的に臓器は活発に動きます。血管は収縮して血圧を上げ、心臓は心拍数が増えます。同時に気管支が広がり、呼吸の回数も増えます。そして肝臓ではブドウ糖がたくさんつくられ、血液中に送り出されます。血液中の栄養（ブドウ糖）が増えると、体はエネルギーをつくりやすい環境になるので、脳では集中力が高まり、筋肉ではその機能が充分に引き出されるというわけです。

交感神経が働くと、体は活動的になるのですが、一か所だけ逆に活動が沈静化する場所があります。それは「胃腸」、つまり消化器官の動きだけは低下するのです。

胃腸の動きが活発になるのは、交感神経とはまったく逆の働きを持った副交感神経が働いているときです。日本には「親が死んでも食休み」という諺《ことわざ》がありますが、これは、食後に体を動かしてしまうと、交感神経が働いてしまうため、消化器官の動きが悪くなり、消化吸収が悪くなってしまうことを諭したものだったのです。

このように説明すると、相反する働きを持っている自律神経は、片方が働いているときはもう片方が働いていないほうがいいのではないかと思われるかもしれませんが、そうではありません。

車を安全に動かすためにはアクセルとブレーキ、両方の機能がきちんと作動することが必要なように、体も交感神経と副交感神経の両方が同時に働いていることが必要なのです。

車にとってアクセルとブレーキは、どちらのほうが大切といえるようなものではありません。車を運転しているときにアクセルを思いきり踏み込むためには、ブレーキがきちんと利くことが必要なように、交感神経がその機能をめいっぱい働かせるためには、副交感神経がきちんと働いていることが必要なのです。

両方の自律神経がともにきちんと機能している状態、それが①の「交感神経も副交感神経も高い」状態なのです。

自律神経の状態では「高さ＝機能の活性度」も大切ですが、それ以上に大切なのが、「バランス」です。活性度は高いに越したことはありませんが、片方だけ極端に高いのはとても危険です。よく「バランスが大事」といわれますが、自律神経のバランスがよいと、態度や判断といったすべてのバランスがよくなります。

これは車にたとえるとわかりやすいでしょう。
②の「交感神経が高く、副交感神経が極端に低い」状態は、アクセルは軽く踏み込むだけでスピードが出るけれど、ブレーキの利かない車のようなものです。そして、③の「交感神経が低く、副交感神経が極端に高い」状態は、アクセルを踏んでも踏んでもスピードが上がらないのに、ブレーキの利きが異様にいい車のようなものです。どちらの車も事故を起こしやすい危険な車だということが、おわかりいただけると思います。
アスリートがケガをすると、交感神経が圧倒的に優位になり、活躍できなくなってしまうということがよく起こりますが、体も同じなのです。

●更年期障害は自律神経のバランスの乱れに原因がある

自律神経が私たちの体にとってとても大切なものであることは、以前からわかっていました。そのことを表すのが、「自律神経失調症」という言葉です。

これは、病気というほどではないけれど、めまいや頭痛、動悸《どうき》、痺れ、耳鳴りや吐き気といった不定愁訴に悩まされ、病院で検査を受けたけれど、明確な病変が認められないときに用いられている言葉です。

また、自律神経失調症と同じような言葉に「更年期障害」があります。

先ほどと同じような不定愁訴を訴えて病院に行っても、それが閉経期の女性だとたいていは「更年期障害」と診断されます。

一般的に更年期障害の原因は女性ホルモン「エストロゲン」の減少だとされています。でも、同じようにエストロゲンが減少している更年期の女性の中に、症状を訴える人とほとんど症状を訴えることがない人がいることも事実です。ということは、必ずしもエストロゲンの減少が原因のすべてだとは言い切れないということです。

実は、更年期障害も自律神経の乱れがあると、症状が重くなるのです。

いままでは、自律神経の状態をくわしく検査することができなかったため、自律神経がさまざまな症状と関係していることはわかっていても、自律神経がどのような状態になるとどのような症状が現れるのか、因果関係を医学的に立証することができませんでした。

しかし、最近の医学の進歩によって、いままではっきりとした原因がわからなかったさまざまな症状が、自律神経の乱れに起因していることがようやく説明できるようになってきたのです。

かつて私を悩ませていた原因不明の頭痛や不整脈も、交感神経が極端に優位になっていたことが原因だったのだと、いまではわかります。

交感神経が過剰に優位になると血管も過剰に収縮するので、同時に血圧も必要以上に高くなり、血圧が異常に高くなったことで頭痛が起き、心拍数が多い状態が長く続いたために不整脈を誘発していたのです。

実際、こうした不定愁訴が現れているときに自律神経のバランスを測ると、交感神経ばかりで副交感神経の数値はほとんど出ません。バランスでいうと、交感神経が一〇だとすると、副交感神経は〇～二ぐらいしかないという状態です。

先日も私のところを訪れたあるタレントのマネージャーさんが、原因不明の頭痛とめまいに悩まされているというので自律神経を計測したところ、副交感神経がほとんどゼロに近い数値しか出ませんでした。

自律神経のバランスの乱れが招く疾病は頭痛やめまい、不整脈だけではありません。近年増加の一途をたどっている精神疾患の一つ、「パニック障害」も、交感神経の過剰優位が継続的に生じることが、発症と深く関わっていることがわかってきています。

一流企業のオーナーが、株主総会やプレゼンのまえに言葉が出なくなるという症状を経験するのもその一つ。

ほかにも、うつ病やそう病などメンタルな病気のほとんどが、自律神経の乱れと深く関わっています。

つまり、これまでの医学では、自律神経が関係していることはわかっていても、はっきりとした因果関係を医学的に説明できなかったのが、自律神経のレベルやバランスを数値できちんと計測できるようになったことで、ようやく原因不明とされていた不定愁訴の原因が自律神経のバランスの乱れにあることが医学的に証明できるようになってきた、ということなのです。

自律神経のバランスが崩れると、免疫力も低下する

健康な人が病気になる原因は、大きく分けて二つしかありません。

一つは「免疫系」のトラブル、もう一つは「血管系」のトラブルです。

そして、この二つのトラブルはどちらも自律神経の働きと深く関わっています。

私たちの体には「免疫」という病気から体を守るシステムがあります。細菌やウイルスに感染することによって発症する病気、つまり「感染症」から体を守ってくれているのがこの「免疫」です。

よく風邪をひきやすい人とひきにくい人がいますが、両者は何が違うのかというと、「免疫力」の高さが違うのです。

免疫力が高ければ体に侵入した細菌やウイルスをきれいに排除できるので発病しませんが、免疫力が低いと細菌やウイルスを排除しきることができないので発病してしまうのです。つまり、免疫力の高さが病気に対する抵抗力の強さなのです。

免疫は外部から侵入してくる異物に対して働くだけでなく、体の中で生じる異物からも守ってくれています。その筆頭が「がん」です。がんは、私たちの体を構成している細胞が、遺伝子の突然変異によってがん化、増殖してしまう病気です。

がんというと、特別な病気と思われがちですが、実は健康な人でも毎日何千個ものがん細胞が生まれているのです。がん細胞が毎日できているのに私たちががんにならずにすんでいるのは、免疫システムがそれらを排除してくれているからです。ですから極端なことをいえば、風邪をひきやすい免疫力の低い人は、がんにもなりやすいといえるのです。

この大切な免疫システムは、どのように自律神経と関係しているのでしょうか。

免疫の中心を担っているのは、血液中の「白血球」という成分です。

白血球には、細菌など比較的大きめな異物を処理する「顆粒球」と、ウイルスなどそれよりも小さな異物を処理する「リンパ球」の二つがあるのですが、これらは、交感神経が優位になると顆粒球が増え、副交感神経が優位になるとリンパ球が増えるという特性があることがわかっています。

つまり、自律神経のバランスがよいと白血球のバランスもよくなりますが、

自律神経のバランスが崩れると白血球のバランスも崩れてしまうので、免疫力が下がってしまうのです。

ここでも問題となるのは、交感神経が過剰に優位になった場合です。

交感神経が優位になり顆粒球が増えると、基本的には感染症に対する抵抗力が高くなるので免疫力は上がるといえます。ところが、交感神経が過剰に優位な状態が続くと事情が変わってきます。

顆粒球は異物を取り込み、みずからが持つ分解酵素と活性酸素によって処理します。顆粒球の数と体内に侵入してくる細菌のバランスがいいときは何も問題はないのですが、あまり細菌がないのに、交感神経が過剰に優位になることで顆粒球が増えすぎてしまうと、健康維持に必要な常在菌まで殺してしまい、かえって免疫力を下げることになってしまいます。

また、使われない顆粒球が残ってしまうことも問題です。顆粒球の寿命は二~三日と短いうえ、顆粒球は死ぬときに、持っていた「活性酸素」をばらまいて細胞を傷つけてしまうからです。

反対に、副交感神経が優位になると、リンパ球が増えるので、基本的には抗原に対する反応が早くなり、ウイルスに感染しにくくなるので、やはり免疫力は上がります。ところが、リンパ球も増えすぎはやはりよくありません。

副交感神経が過剰に優位な状態が長く続きリンパ球が増えすぎると、抗原に敏感になりすぎて、ほんのわずかな抗原にも反応してしまう疾患「アレルギー」を起こしやすくなります。

つまり、免疫力という視点から見ても、自律神経のバランスがいいときがもっとも免疫力が高い、体にとっていい状態といえるのです。

顆粒球もリンパ球も、どちらも体を外敵・内敵から守ってくれるとても大切なものですが、バランスが崩れてしまうと、かえって自分自身を傷つけてしまう、いわば諸刃《もろは》の剣のようなものなのです。

ただし、救いなのは、自律神経の変化が免疫の状態に反映されるまでにはある程度のタイムラグがあるということです。自律神経はちょっとした刺激ですぐに変化しますが、それが瞬間的に免疫に影響するわけではありません。たとえば、ひと晩徹夜で仕事をすると翌朝の副交感神経の数値はゼロに近いところまで落ち込みますが、そのときすぐにリンパ球が減少して顆粒球が増えるわけではないということです。

それでも徹夜仕事を何日も繰り返すと、明け方に交感神経が優位な「ハイ」の状態が続くなど、免疫のバランスにも悪影響が現れることは事実なので、毒にも薬にもなる「免疫システム」を正しく機能させるためには、自律神経のバランスをつねに整えておくことがやはり大切なのです。

●足裏を揉むだけで全身の体調がよくなるのはなぜだろう？

もう一つの病気の原因である「血管系」のトラブルで深刻な結果を招くも

のというと脳梗塞《こうそく》や心筋梗塞が有名ですが、これらはいずれも「血栓」という塊が血管の中にできることが原因で起きる病気です。

血栓ができる原因はいくつかありますが、その最大の理由は、実は「血流」が悪くなることなのです。

たとえば、「エコノミークラス症候群」は、飛行機などで長時間同じ姿勢をとりつづけていることによって静脈に血栓ができる病気ですが、この原因も血行不良、つまり血液の流れが滞ることです。

先に少し触れましたが、血管の動きをコントロールしているのは自律神経です。一般的に交感神経が働くと血管は収縮し、副交感神経が働くと血管は弛緩《しかん》します。

自律神経のバランスがいい状態では、交感神経が血管を収縮させ、副交感神経が血管を弛緩させるということがちょうど交互に起こります。そのため収縮と弛緩がリズミカルに繰り返され、血流がスムーズになります。

バランスのいい範囲内であれば、交感神経が優位になると血圧が上がり、「血流が速く」なります。同様に副交感神経が優位になると、血管は弛緩、つまり広がるので、「血流が多く」なります。方向性は多少異なりますが、どちらも血流がよくなるといえます。

ところが、自律神経のバランスが崩れ、優位性が「過剰」になってしまうと、どちらも血流は悪くなってしまいます。

交感神経が過剰に優位になると、血管の収縮が進みすぎて体に充分な量の血液がめぐらなくなってしまいます。たとえるなら、水の流れているホースを指でぎゅっと押さえたような状態です。水圧が高くなるので水流は速くなりますが、ホースが細くなってしまうため流れる水の量は少なくなってしまいます。逆に副交感神経が過剰に優位になると、血管が弛緩しすぎて血液の流れが滞ってしまいます。

つまり、自律神経のバランスが崩れた状態でいるということは、血栓がで

きやすい体の状態をつくりだしてしまうことになるのです。

こうして交感神経が過剰に優位でも、副交感神経が過剰に優位でも、結果的には血行が悪くなるのですが、どちらがより体に悪いのかというと、交感神経が過剰に優位になったときです。

なぜなら、交感神経が過剰に優位になった場合、血管の内皮細胞を傷めてしまうからです。

血管が収縮するということは、血管が細くなるということです。その細くなった血管の中を赤血球や白血球、血小板などがすごい勢いで流れていくとき、血管の内壁を構成している細胞、「血管内皮細胞」を傷つけてしまうのです。そしてその傷に血小板や赤血球が引っかかり、血栓化していきます。

よく高血圧になると血管がボロボロになるといいますが、これは血管の内壁（内皮細胞）が傷つく様子を表しているのです。

私たちの体は約六〇兆個の細胞の集合体です。その一つひとつの細胞がきちんと機能するためには充分な栄養と酸素が必要です。私たちはその栄養と酸素を食事と呼吸によって取り込み、腸と肺でそれを吸収し、血液の流れに乗せてそれぞれの細胞に運んでいます。

同時に、一つひとつの細胞の排泄物を体の外に送り出すルートとなっているのも、病原体などの異物が侵入してきたときや、がん細胞ができたときにそれをやっつける免疫細胞を運んできてくれるのも、やはり血流なのです。

ですから血流が悪くなると、細胞の機能が低下するうえ、免疫力も低下してしまうのです。さらに血管がもろくなり血栓ができやすくなるのですから、**血流が悪いというのは一般の方々が考えている以上に体にとって悪いことなのです。**

でも、血流が大切なのは、なにも「悪いと病気になるから」というだけの理由ではありません。持てる力を最大限に発揮するには、「血流がいい」ことが必要不可欠なのです。

たとえば、脳が働くには大量のブドウ糖と酸素を必要としますが、脳に充分な栄養と酸素を運んできてくれるのは血流です。血圧が低下したときに脳貧血を起こすことがありますが、これも血圧が低下したために血流が悪くなり、脳細胞に充分な栄養が供給されなくなったことが原因です。ですから、**脳がその能力を充分に発揮するためには、「血流がいい」ことが必要不可欠な条件なのです。**

同様にスポーツ選手が高いパフォーマンスを出すためにも「血流がいい」ことは必要不可欠です。筋肉細胞が機能を発揮するためにも、充分な栄養と酸素が必要だからです。

筋肉はすべて毛細血管で被《おお》われ、毛細血管を通して栄養が供給されています。血管は太いものも細いものもすべて自律神経の支配下にあり、収縮・弛緩しているので、毛細血管も自律神経のバランスが悪くなると血行が悪くなります。毛細血管は細いので、その影響は太い血管以上に大きく、血行が悪くなると筋肉はすぐに硬直してしまいます。

筋肉が硬くなったとき、私たちはその「凝り」をとるために、揉《も》んだり、マッサージしたりしますが、実はあれは筋肉がほぐれるから凝りが解消するのではないのです。筋肉を揉むことでそこに走っている毛細血管の血流が促され、その結果として凝りが解消されているのです。問題は筋肉ではなく、血流にあるのです。

足裏マッサージで全身の体調がよくなるのは、まさにこの典型といえます。

足の裏には大きな筋肉があるわけではありません。それなのに足裏のマッサージをすると脚全体のむくみが解消され、さらには全身の調子までよくなります。これは、心臓から遠く、もっとも血流が悪くなりやすい足の裏をマッサージすることで毛細血管に生じた血流の停滞、「うっ血」が解消されるからです。そして、うっ血が解消されることによって、栄養の供給と老廃物の排泄がスムーズにいくようになるので、むくみがとれ、全身の体調もよくなるのです。

血流は私たちの体を構成する細胞にとって、文字どおり「ライフライン」です。

血流がスムーズに流れれば、体の機能はすべてがうまくいき、血流が悪くなれば体の機能はすべて低下します。

●交感神経が過剰に優位な人は糖尿病になりやすい

みなさんは、自分の体の中にある血管の長さが、どのくらいかご存じでしょうか。

体格によって多少の差はありますが、成人の血管をすべてつなぐと、その長さはなんと約一〇万キロメートルにも及ぶといわれています。一〇万キロメートルといってもピンとこないかもしれませんが、これは地球の赤道を二周半もできる長さです。そして、自律神経は、その膨大な長さの血管すべてに沿って走っているのです。

一般的には「内臓諸臓器の機能を調節する末梢神経」といわれている自律神経ですが、その本当の力は、そんな局在的なものではないことがこのことからもおわかりいただけるかと思います。

自律神経とは、体のライフラインである「血流」を支配することで、私たちの体を構成する六〇兆個の細胞すべてを無意識のうちにコントロールしている、ある意味脳以上に重要な組織なのです。

そのため自律神経のバランスが悪くなると、その悪影響は全身に及びます。

血流が悪くなると細胞の機能は低下し、体は持てる能力を充分に発揮することができなくなります。血管では血栓ができやすくなり、免疫力も低下するので病気を発症しやすくなるのはもちろん、治癒力も低下するので、どんなにいい治療を施しても効果はあまり上がらなくなります。

ちなみに、高血圧、高脂血症、糖尿病という三つの病はいずれも症状が全身に及ぶ怖い病気ですが、これらの病気が全身症状になるのは、これらがいずれも血管の内皮細胞を傷つける病気だからです。

そして、これらの病気が自律神経のバランスと関係していることは、実際に患者さんの自律神経を測ってみれば一目瞭然です。私はこうした患者さんの自律神経を数多く計測してみましたが、全員において交感神経が過剰に優位な状態になっていました。

高血圧も高脂血症も糖尿病も、現在その治療方法の主流は投薬と生活習慣の改善ですが、投薬は対症療法にすぎないうえ、血管の状態が回復しないかぎり、その効果も高いものは望めません。本当に大切なのは生活習慣の改善、それも副交感神経を上げる生活習慣を取り入れるかたちでの「改善」が重要なのです。

実際、高血圧の人も高脂血症の人も糖尿病の人も、生活習慣の改善で交感神経が過剰に優位に傾いていた自律神経のバランスが改善されると、病状はおもしろいように快復していきます。

病気の患者さんの多くは生活習慣の改善より投薬に頼りがちですが、実際には投薬は生活習慣の改善があって初めて効果が望めるものなのだということを知っていただきたいと思います。

では、なぜ副交感神経が上がると病状がよくなるのでしょうか。

最大の理由は、血管が弛緩して広がり、血流が改善されることで、隅々の細胞まで血液が行き渡るからです。

諸悪の根源は、血管の過剰な収縮による血流の悪化なのです。

●副交感神経の働きを高めれば、高血圧は改善される

血管の収縮・弛緩は、全身に大きな影響を及ぼしますが、もともとが細い

「末梢血管（毛細血管）」ではその影響はとくに大きなものとなります。太い血管は、収縮してその内径が少々細くなってもそのこと自体が与えるダメージはそれほど大きくありません。しかし、細い末梢血管では血管内皮が傷つきやすくなるのはもちろん、場所や体の状態によっては血流が完全に止まってしまう危険性もあります。

実際、糖尿病患者には、「壊疽《えそ》」という、組織が死んで腐ってしまう怖い合併症がしばしば見られますが、この合併症も血行不良が原因です。

壊疽の始まりは小さな傷です。ふつうならなんでもない傷が、場合によっては脚の切断というような大事に至ってしまうのは、末梢血管の血流低下が大きく関わっています。

末梢血管の血流が低下すると、その血管が栄養を供給している細胞に充分な栄養と酸素が行き渡らなくなります。このとき、痛みを感じる知覚神経細胞に栄養を供給している毛細血管の血流が悪くなれば、刺激を中枢神経に伝えることができなくなるので、傷ができても痛みを自覚できなくなります。

また本来なら、小さな傷は体に備わった自然治癒能力が働くので放っておいても治るはずなのですが、血流が滞っていると自然治癒能力も働くことができません。

こうして、傷ができていることに気づいたときにはすでに組織が死んで腐りはじめていたということになってしまうのです。糖尿病で壊疽が起きやすいのは、高い血糖が血管の内皮細胞をさらに傷つけるからです。

糖尿病というのは、血糖（血液に含まれる糖分）のコントロールができなくなり、血液中の糖分が増えすぎてしまう病気です。最大の病因は遺伝的に因子を持っていることですが、遺伝的要因を持たない人でも、暴飲暴食を続けていると発病するので、糖尿病治療では食事のコントロールは必要不可欠です。

ところが、食事を改善しても、交感神経が過剰に優位な人は、治療があま

りうまくいきません。

なぜなら、血流が悪いと、膵臓《すいぞう》や腎臓など糖尿病と深く関わっている諸臓器の機能が改善しないからです。

ちなみに、脱水や体力が低下しているときに末梢に輸液を点滴しますが、あの中に含まれる糖分はどんなに多くても五％までと決まっています。なぜなら、それ以上糖分を多くしてしまうと、痛みを感じるからです。一〇％の糖分が入った輸液をもしも点滴したら、耐えられないほどの激痛を感じるはずです。それほど、糖分は血管の内皮を傷つけるのです。

ですから、いくら痛みを感じない程度であっても、血糖値の高い状態が続けば、それだけ血管内皮はダメージを受けることになるのです。

まずは副交感神経を高め、血流をよくし、諸臓器が持てる力を発揮できる状態にしてあげなければ、せっかくの食事のコントロールも投薬も効果は半減してしまうということです。

高血圧も、血圧が高いということは、それだけ血管が収縮してしまっているということなので、副交感神経を高めて血管を弛緩させれば、軽いものであれば降圧剤など飲まなくても症状は自然と改善していきます。

糖尿病や高血圧に限らず、どんな病気であっても、自律神経のバランスが崩れ、血流が悪くなっている状態ではいくら治療を行ってもその効果は半減していると思ってください。

現在の医療は、心臓が悪いと心臓を治療する、肝臓が悪いと肝臓を治療する、腸が悪いと腸を治療するという局所的な対症療法が主流ですが、私はこうした治療では根本的な治療はできないと考えています。

なぜなら、その臓器が悪くなった本当の原因が改善されていないからです。

臓器が悪くなるのは、その臓器の持てる機能が充分に働けない環境にあるからです。

では、なぜ臓器が充分に働けないのでしょう。

最大の原因は血流不足です。質のいい血液が充分に供給されていれば、細胞はみずからの力で健康を保つことができます。私たちの体はそれだけの力を持っています。

いくら投薬治療をしても手術をしても、自律神経のバランスを改善しないかぎり、病気はよくなりません。

でも反対に、自律神経のバランスさえ整えていれば、健康な人は免疫機能が高まるのでより健康に、病気の人は自然治癒力が高まるので、同じ治療をしてもものすごく早く病状が快復していきます。

血流が悪くなると「血液の質」そのものが低下する

血流の良し悪しが体に与える影響が、一般的な医学でいわれている以上に大きなものであることは、実は、私は自律神経の研究を始める以前から気がついていました。それは私が小児外科という臨床現場で、あることを経験していたからです。

当時、小児外科の領域では移植の症例を成功させ、患者の予後の負担を減らすためにさまざまな研究が行われていました。その中の一つに、「トレランス」の誘導という課題があります。

トレランスとは、日本語にすると「免疫寛容」といって、移植した他人の臓器が完全にその人の一部になるということです。肝臓移植など臓器を移植すると、移植した臓器は他人のものなので、体は「異物」として認識し、免疫が攻撃してしまいます。これを「拒絶反応」といいます。この拒絶反応のなくなった状態、それがトレランスです。

トレランスの誘導ができれば、患者は拒絶反応を抑えるための免疫抑制剤を飲まなくてもすむので、体の負担が大きく軽減されます。そこでいろいろな実験をしていたのですが、そのとき、血流量を上げると拒絶反応が起きにくいことがわかったのです。

私たちのチームは、最初血流量が増えるとリンパ球の誘導が進み、結果的に拒絶反応が減るのだと予想していましたが、研究を続けるうちに、拒絶反応が軽減する理由が「血管の内皮を保護すること」にあったことがわかりました。

血流の良し悪しをコントロールするのは自律神経です。ということは、自律神経のバランスをよくすることによって、移植手術の予後をよくすることができるのではないかと考えました。

手術の予後に関しては、移植に限らず、自律神経のバランスが整うと免疫・自己治癒力ともにアップすることがわかっているので、快復がよくなることは間違いありません。

血流は、そういう意味でも私たちのライフラインといえるのです。

このようなお話をすると、末梢血管が少々詰まっても、大きな血管が無事ならそれほど大きなダメージにはならないのではないかと考える人もいるかもしれませんが、それは大きな間違いです。

なぜなら、大きな血管を構成している細胞に栄養を供給しているのは、やはり毛細血管だからです。

血管はホースのような構造をしていて、その中はつねに血液で満たされています。

でも、どれほど多くの血液が内部を流れていても、血管の細胞はそこから血液を吸収することはできません。血管の細胞は、血液を供給する毛細血管からしか血液を受け取れないのです。

ですから、太い血管が弾力のある若々しい「健康な状態」を保つためには、末梢の細い血管の血流がいいことが必要不可欠なのです。

それに、血流が悪くなることのデメリットは、たんに充分な栄養が行き届かなくなるというだけではありません。**実は血流が悪化すると、「血液の質」**

そのものも低下してしまうのです。

実際、私は血液を顕微鏡で見れば、その人の自律神経のバランスがいいか悪いかわかります。

なぜなら、自律神経のバランスが悪い人の血液は、本来なら、丸くきれいなかたちをしている赤血球が、変形したりくっついたりしてしまっているからです。ひどくなると、なかには、完全に壊れてしまっている赤血球もあります。

壊れた赤血球では酸素を運ぶことができませんし、壊れていなくてもくっついてしまっていたのでは細い末梢血管を通ることができません。**つまり、自律神経のバランスが悪い人の血液は、充分な酸素を運ぶことのできない質の悪いものになってしまっているといえるのです。**

また最近、体温を上げることが免疫力を高め健康な体をつくるとして、体温アップに着目した健康法が人気ですが、これも実は末梢血管の血流をよくすることがカギとなるのです。なぜなら、末梢血管の血流がよくなれば、体温は自然と上がるからです。

考えてみてください。

どんなに手足の冷えやすい人でも体の中心まで冷えることはありません。

では、なぜ手足の先が冷たくなるのでしょう。

それは、末梢の血流が悪いからです。その証拠に手をすりあわせたり、マッサージをしたりして血行が回復すると冷たかった手足もぽかぽかと暖かくなっていきます。

体温を上げるためにもっとも重要なのは血流、それも末梢の血流をよくすることです。

そして、そのためには自律神経のバランスを整えることが最善の方法なのです。

体温を上げるためには、たしかに筋肉を増やすことも大切ですが、いくら

筋肉を増やしても末梢の血流が悪ければ効果は半減してしまいます。そもそも、筋肉をコントロールしているのは自律神経なので、自律神経のバランスが悪い状態で筋トレを行うと、筋肉を増強するどころか、かえって傷めてしまう危険もあります。

みなさんも運動をするまえにはウォーミングアップをするようにと教わったと思います。**多くの人は筋肉をほぐすためだと思っていますが、それは違います。ウォーミングアップを行う本来の目的は、文字どおり血流をよくして「体を暖める」ことなのです。**

ですから、自律神経のバランスのいい人は、間違ったストレッチをやるくらいなら実はウォーミングアップはいらないといってもよいでしょう。わざわざそんなことをしなくても、自律神経のバランスがよければ末梢の血流もよく、血流がよければ体の隅々まで暖まっているからです。

高齢者には体温が低くなる傾向が見られますが、これもたんに筋肉の量が減るからではありません。加齢とともに副交感神経が低下してしまうことが最大の要因です。

体が暖かいか冷たいか、その違いをつくりだしている最大の要因は「末梢血管の血流」の良し悪しなのです。

●「予約が三年待ち」の便秘外来で処方する秘密兵器とは？

私は現在、順天堂大学附属順天堂医院で「便秘外来」を開いています。便秘で病院に行くなんて大げさだと思う方もいるかもしれませんが、現在便秘外来の受診者数はすでに二〇〇〇人を越え、予約は三年待ちという状況です。

いま、なぜこれほど多くの方が強度の便秘に苦しんでいるのかというと、実は、これも自律神経のバランスの乱れが原因なのです。

そもそも便秘というのは何かというと、腸の内容物を移動させる機能が低下し、便を排泄することがうまくできなくなっている状態です。

腸管には「輪状筋」と「縦走筋」という二つの筋肉があり、それらがリズミカルに収縮を繰り返すことで内容物を移動させていきます。この腸管の動きを「蠕動《ぜんどう》運動」といいますが、蠕動運動をコントロールしているのが自律神経なのです。

ですから、自律神経と便秘は相関関係にあるといってもいいほど、密接に関係しています。

自律神経のバランスのいい人は腸の状態がよく、自律神経のバランスの悪い人は腸の状態も悪い。同じく、腸の状態のいい人は自律神経のバランスが整いやすく、腸の状態の悪い人は自律神経のバランスも整いにくいということです。

腸の蠕動運動は副交感神経が優位なときに活発になるので、くわしくいえば、自律神経のどちらが飛び抜けて高いかによって、便秘のタイプは異なります。

交感神経が過剰だと「腸が動かなくなるタイプの便秘」になり、副交感神経が過剰だと「腸が収縮するタイプの便秘」になります。タイプは異なりますが、いずれにしても自律神経のバランスが崩れると強固な便秘になることに違いはありません。

実際、便秘外来を受診された方の自律神経を測定すると、かなりの確率で自律神経がどちらかに飛び抜けて偏っています。

自律神経は、交感神経が過剰に高くても、副交感神経が過剰に高くても、強度の便秘になるのです。

私たちは毎日食事をとっているのですから、排便も毎日きちんと行われるのが基本です。ところが、便秘になると三日以上、ひどい人になると一〇日以上も排便がない人もいます。

便秘外来を受診する患者さんは、みなさん何年も便秘に苦しみ、自分でできることはすべてやり尽くした方がほとんどです。もう市販の便秘薬を飲んでも効かないので、いまは自分の体質に合わせて調合してもらった漢方薬を服用しているが、それも常時飲んでいないと便が出ない。つねに便秘状態なので疲れやすく体調が悪い。精神的にもイライラすることが多く、少しのことでも興奮して怒ってしまう。ひどくなると苦しくて充分な睡眠をとることもできない、と訴える人も珍しくありません。

私は、こうした強度の便秘患者さんに対しても、基本的に下剤は処方しません。

なぜなら下剤をいくら服用しても便秘を根本的に治すことはできないからです。

便秘を治すということは、腸管の蠕動運動がきちんとリズミカルに行われるようにするということです。薬の力で一時的に便を出しても、便秘を治したとはいえません。

では、どうすれば腸管の動きをよくすることができるのでしょう。

結論からいえば、自律神経のバランスを整えることなのですが、私は便秘治療に際し、その効果を上げてくれる秘密兵器を処方しています。

秘密兵器というと大げさですが、それは、決して珍しい薬ではありません。乳酸菌を主成分とする整腸剤です。

腸をコントロールする基本は運動と食生活の改善なのですが、強度の便秘になってしまった人の場合、それだけではなかなか腸内環境までは改善してくれません。彼らが、便秘にいいといわれていることをいろいろ試していながら芳しい効果が出ないのは、実はこの腸内環境の改善がうまくいっていないからなのです。

ここで力を発揮してくれるのが整腸剤です。ヨーグルトを勧めることもよくありますが、ビフィズス菌など腸内の善玉菌を増やすのに役立つ乳酸菌を多くとると、便秘によって悪玉菌が増えてしまっていた腸内細菌の状態が善玉菌の多い「いい状態」に変化していきます。

こうして腸内細菌のコントロールができると、運動や食事の効果が上がることはもちろん、自律神経のバランスを整える力もアップします。

つまり、腸内細菌のバランスがいいと、自律神経のバランスも整いやすくなるということです。

「負のスパイラル」から「正のスパイラル」に脱却する方法

では、なぜ腸内細菌のバランスがよくなると自律神経が整いやすくなるのでしょう。

最大の理由は、腸における栄養吸収がよくなり、その結果、血液の状態がよくなるからです。

人間の体において、もっとも大切なのはやはり「栄養の吸収」なのです。

そして、栄養の吸収には腸内細菌が必要不可欠なので、そのバランスが悪いと栄養の吸収が悪くなります。栄養の吸収が悪ければ、ものを食べていても体は低栄養状態になってしまいます。このとき、体の細胞は栄養が足りませんが、腸の中には吸収できなかった栄養分が残り、その残った栄養分が腐敗していきます。

どんなに高級なご馳走も食べずに放っておけば、腐って異臭を放ちます。それと同じことが腸管の中で生じてしまうと思ってください。腐敗した栄養は毒素を出し、その毒素が腸内細菌のバランスを悪化させるとともに、血液を汚し、血液が汚れると肝臓や心臓や腎臓などの臓器を傷つけ、それらの臓器をコントロールしている自律神経のバランスをも崩していきます。自律神経のバランスが崩れると、末梢血管が傷つき、全身の血流が悪くなるのはすでに述べたとおりです。

ここまで行くと、体はまさに「負のスパイラル」状態です。

何事においても事態を改善したいなら、悪化させた最初の原因を変えなければなりません。

体の場合、その最初の原因が「栄養の吸収」なのです。

ですから、**自律神経のバランスが崩れたときも、腸内細菌のバランスをよくする乳酸菌を意識的に多く摂取し、善玉菌を増やすと、血液がきれいになり、自律神経のバランスも整いやすくなるのです。**こうして自律神経のバランスがよくなり、血流が改善され、末梢まできちんときれいな血液が行くようになると、腸管での栄養吸収がよくなるので、肝臓や心臓、腎臓などの臓器の状態もよくなります。

このように、最初の栄養の吸収をよくしたうえで、自律神経のコントロールを行うと、すべてがよくなっていく「正のスパイラル」へと転換していきます。

このことを証明してくれているのが、便秘外来の患者さんです。

私が便秘外来を開設した当初は、「便秘」という症状だけで大学病院を受診する人はほとんどいませんでした。

ですから当初、受診する人のほとんどは、ほかに糖尿病や高脂血症、あるいは甲状腺の病気やパーキンソン症、うつ病などですでに通院している人たちでした。彼らが便秘薬を処方しても効果がない強度の便秘を訴えるので、担当医が困って私の便秘外来を紹介するというケースがほとんどでした。

ところが、しばらくすると、受診の申し込みをする人が急増してきました。

その理由は、私の便秘外来で実におもしろい現象が起きていたからでした。

「便秘外来に行くと、便秘が治るのはもちろん、ほかの病気までよくなる」

そんな噂《うわさ》が患者さんたちのあいだで広がり、クチコミで便秘外来を受診する人が急増したのでした。

便秘治療でなぜ、糖尿病や高脂血症、腎臓疾患や肝臓の数値がよくなるのか、みんな不思議がっていましたが、腸内環境と自律神経のバランスがよくなって、きれいな血液が体の隅々まで行き渡るのですから、私にいわせれば病気がよくなっていくのはあたりまえの結果でした。

現在の医療は便秘なら腸を、肝臓なら肝臓を、腎臓なら腎臓をというように、問題のある臓器しか見ていませんし、治療も対症療法がほとんどです。でも、それでは根本的な治療にはなりません。

私たちの体はすべてつながっているのです。ある一部分だけに問題が生じるということはありません。認識できるかたちで現れた病気は部分的なものでも、それはたまたまそこが弱くて最初に影響が現れたということにすぎません。

たとえば、肝臓が悪いからといって、いくら肝臓を保護しても、肝臓に入ってくる血液が汚ければ肝臓はよくなりません。その汚い血液は、肝臓だけでなく、腎臓や心臓にも、もっといえば全身の細胞にもめぐっているのです。

負のスパイラルも正のスパイラルも、そのスパイラルを回しているのは血液の質であり、血流です。そして、その血流をコントロールしているのは自律神経です。

血液の質を決める腸内細菌のバランスと、その血液を全身にめぐらせる血流をコントロールしている自律神経のバランス。この二つのバランスを同時に整えることが、病気を治し、健康を維持する最良の方法なのです。

第3章

副交感神経の働きを高める生活習慣

●三〇分の「余裕」がその日一日の自律神経を安定させる

人間というのは、どんなに気をつけていてもミスをする生き物です。たとえば忘れ物をしたことがない人など、いないのではないでしょうか。

かくいう私自身、手痛い経験をこれまで何度もしているので、忘れ物を防ぐ工夫の一つとして、家の玄関に「サケトカメ」と書いて張っています。

「サケトカメ」というのは、私が毎日必要とする「財布・携帯電話・時計・鍵・名刺」という五つの物の頭文字をとったものです。玄関を出るとき、いやでもこの張り紙が目に入るので「サケトカメ」を身につけていることを確認し、忘れ物を防げるというわけです。

でも、こうした工夫をしていても、忘れ物をしてしまうことはあります。人間である以上、絶対にミスを犯さないというわけにはいきません。それに自分がミスを犯さなくても、電車の遅延や地震や停電など、アクシデントに巻き込まれる危険性はつねにあります。

ですから本当に必要なのは、ミスを犯したとしても、アクシデントに巻き込まれたとしても、それを補うだけの「余裕」をつねに確保しておくことなのです。

なぜ、こんな話をしていると思いますか。

それは、「余裕」を持った行動をしているかどうかが、実は自律神経のバランスに大きな影響を及ぼすからです。

この自律神経のバランスは、日内変動や暑さ寒さといった外的環境によって、また、運動や食事などの行動によっても変化します。

でも、それら以上に自律神経に大きな影響を与えるものがあります。それは精神状態です。

自律神経のバランスを精神状態で表すと、交感神経は「緊張・興奮」、副交感神経は「余裕・安心」ということができます。

たとえば、不安や恐怖を感じたとき、人は体を動かしていなくても急に心拍数が増えたり血圧が上がったりしますが、それは不安や恐怖という感情が交感神経を刺激するからです。

反対に、ほっと安心したときに心拍数が低下するのは、副交感神経が上がってくるからです。

よく、ふだんの実力を出すためには適度な緊張と適度なリラックスが必要だといわれますが、これはまさに「適度な緊張＝交感神経」と「適度なリラックス＝副交感神経」という自律神経のバランスが整った状態を保つことの大切さを説いているのです。

人間は、時間を気にしたりあせったりするだけで交感神経が刺激されるので呼吸が浅くなります。そして呼吸が浅くなれば、血流が悪くなり、身体的なパフォーマンスが低下するのはもちろん、脳の活性も低下し、思考力、判断力、発想力なども低下します。

ですから、大切な用事であればあるほど、待ち合わせのギリギリに行くようなことは避けなければなりません。アクシデントが起きなかったとしても、ギリギリという緊張感が交感神経を過剰に高めてしまうからです。

実際にはどんなアクシデントが起きるかはわかりません。ですからすべてのアクシデントに対する準備をしておくことなど事実上不可能です。だからこそ時間に余裕を持つことが大切なのです。なぜなら人は、時間に余裕があると、心に余裕が生まれるからです。

心に余裕があれば副交感神経が高まるので、たとえ予期しないアクシデントが起きたとしても、正しい判断にもとづく最善の対応策をとることができます。つまり、すべてのアクシデントに対する最善の対応策は、自律神経のバランスを整えておくことなのです。

そのためにも、私自身、外出する場合、つねに三〇分の余裕を持った行動を心がけています。

何事もなく三〇分早く目的地についたら、その時間を利用してお茶を飲んだり、仕事の資料を見直したりと、その時間を有効活用すればよいのです。その心の余裕が、自律神経を安定させ、集中力が高まるばかりか、健康にもよい影響を及ぼすということを覚えておいてください。

たった三〇分、時間に余裕を持って行動するだけで、その日一日すべてがうまくいきます。いつも時間に追われているような行動をしていると、交感神経が上がった状態のまま、副交感神経が下がりっぱなしとなり、それが精神的健康のみならず、身体的健康さえも害していくのですから、決してあなどってはいけません。

逆にいうと、このように、ふだんのちょっとした生活習慣を変えるだけで、下がりがちな副交感神経を上げることができます。

最近の自律神経の研究を通じて、自律神経のバランスによい影響を及ぼす生活習慣、副交感神経を上げる生活習慣がどのようなものであるか、しだいに明らかになりつつあります。

自律神経のバランスという点から見た健康的な生活習慣をここでは考えていきたいと思います。

早起きの効果が出るかどうかは、前日の夜に決まる

たとえ出かけなくても、朝三〇分の余裕を持つことはとても大切です。

昔から「早起きは三文の徳」といわれていますが、最近になって「早起き」や「朝活（朝の活用）」をテーマとした本が数多く出版され、ビジネスマンや大学生のあいだで「早起き」がブームになっているようです。

「東大生・京大生にいま、もっとも読まれている本」として話題になった『思考の整理学』（外山滋比古著／ちくま文庫）でも、「朝飯前」というテーマで朝の時間帯に人の能力が高まることが語られていました。

ごくかんたんに要約すれば、朝目覚めてから食事をとるまでのあいだは頭がとてもよく動くので、夜には判断がつかなかったようなことも朝ならかんたんにできる。だからかんたんにできることを「朝飯前」というようになったのだ、ということでした。

この本に限らず、いろいろな本に「朝は能力が高まる」と書かれています。そして、こうした朝ならではの高い能力を有効に使おうというのが、「早起き」を勧める書籍の主張です。

たしかにこうした本の主張は間違ってはいません。

ところが、実際に早起きをした人のなかには、「朝活」の効果で有意義に一日を過ごすことができている人とそうでない人がいるはずです。同じように早起きしたのに、両者では何が違っていたのでしょうか。

この疑問を解くためには、なぜ朝は能力が高いのかを説明する必要があります。

なぜ朝は能力が高いのか、その理由をひと言でいうと、自律神経のバランスがいいからです。

とくに充分な睡眠を経て自然に目覚めた朝の自律神経のバランスは最高です。さらに朝がとくにいいのは、交感神経が上がっていく時間帯なのでモチベーションが高い時間帯だからです。

朝の能力の高さが自律神経のバランスに起因するものだということがわかれば、早起きをしてもうまくいかない理由も予想がつきます。

早起きを活《い》かせない場合、二つの要因が考えられます。

一つは早起きをするために睡眠時間を削った場合です。睡眠不足は自律神経のバランスを著しく狂わせます。ふだんどんなに自律神経のバランスのいい人でも、徹夜してしまうと、翌朝は副交感神経がほとんど上がってきません。必要な睡眠時間には個人差がありますが、**やはり六〜七時間程度の睡眠は必要でしょう。**

もう一つ考えられるのは、朝すべきことをあらかじめ決めていない場合です。実際、朝活に失敗している人の多くはこちらのケースです。朝にするべきことが決まっていないのに、早起きしても何の意味もないと思いませんか。

朝の高い能力を活かせるか活かせないかは、前日の夜に「翌朝すべきこと」をきちんと決めているかいないかで決まります。

朝すべきことが決まっていないと、せっかく早く起きても、「自分は何をしたらいいのか……」ということから考えることになるので、あせって貴重な時間を無駄に使うだけで終わってしまいます。しかも、「どうしよう、何をしよう」と考えることで無意識のうちに不安になり、不安が副交感神経のレベルを下げ、自律神経が極端に交感神経に偏ったバランスの悪い状態になってしまうのです。

これでは、たとえ充分な睡眠をとれていたとしても、朝の能力を有効活用することはできません。

しかし、朝にすべきことが決まっていれば、何も迷うことなく、すべきことをすぐに始められます。また、この迷いのない「安心感」が交感神経の過剰な上昇を抑え、自律神経のバランスをいい状態に保つことにつながります。

それに、朝すべきことが決まっていれば、だいたいどのくらいの時間が必要なのかもわかるので、無駄に早起きしなくてもすみます。**すべきことが決まっていないのに、ただむやみに四時や五時に起きても無意味です。**

五時起きすること自体に価値があるわけではありません。自分がすべきことに必要な時間、それにちょっとだけ余裕をみた時間だけ早起きすれば充分なのです。たとえそれが三〇分であっても、やるべきことを、安心感を持って取り組めればいいのです。

朝の貴重な能力を活用するコツは、たった二つです。

一つは、良質の睡眠を充分にとること。

もう一つは、前日の夜のうちに、翌朝すべきことを決めておくこと。

この二つができれば、「早起きは三文の徳」どころか、その日一日の生産性を上げ、さらにはそうした日々を積み重ねることで、あなたの人生そのものを左右するほどのものにもなり得るのです。

ちなみに、万が一朝寝坊してしまったときは、どうやって自律神経を整えればいいのでしょうか。一つ、とっておきの方法をご紹介しておきましょう。

それは、「歯みがきをゆっくりする」ことです。

私も経験がありますが、朝、寝坊してしまったときというのは、ちょっとしたパニックに陥り、目のまえの物事が見えない状態になっています。

そこで、朝の歯みがきのあいだだけ、ゆっくりすることを心がけてみるのです。

もちろん、寝坊してしまったこと、そのために何らかの迷惑を相手にかけてしまうことに対しては、しっかりと反省することが必要です。そのうえで、すでに起こったことについていつまでもくよくよと後悔してもしかたがないので、冷静さを取り戻した状態で「次に何をすべきか」というベストな選択肢を考える。

歯みがき程度であれば、急いでやったとしても、ゆっくりやったとしても、たいした時間の違いはありません。せいぜい二分程度のものでしょう。

このわずかな時間、出かけるタイミングを遅らせてでも、一度ゆっくりとした行動を意識するのです。それだけで呼吸が安定し、自律神経が安定し、冷静な物事の判断ができるようになります。

ここまで「朝のゆっくり歯みがき」を強調するのは、それだけ朝の自律神経の状態が、その日全体に対して大きく影響するからです。**いったん安定さを欠いた自律神経というのは、やっかいなことになかなか戻りが利きません。**不安定なままスタートしてしまうと、一日中不安定な状態が続いてしまいます。たった二分の余分な時間を持つことで、丸一日の安定したパフォーマンスを取り戻せるというのであれば、試してみる価値は充分にあると思いませんか？

当然、寝坊しないように心がけることが大前提にありますが、万が一のときは「朝のゆっくり歯みがき」を思い出してください。

●睡眠不足は自律神経の大敵である

自律神経の研究をしていると、睡眠の大切さを痛感させられます。

どんなに体にいいことをしている人でも、もともと自律神経のバランスのいい人でも、睡眠が不足すると一発で自律神経のバランスが崩れるからです。

睡眠不足がどれほど自律神経のバランスを崩し、それが体の「能力」をどれほど低下させるのか、おもしろい実験結果があるのでご紹介しましょう。

それは、睡眠不足のときに鍼《はり》治療をしたら、効果はどのように変化するかを調べるというものです。もちろん、この実験に先立って、睡眠が足りているときに鍼治療を行い、体にどのような効果をもたらすのかも調べました。

鍼治療を受けたことのある人はご存じだと思いますが、鍼を打たれるとほとんどの人が、体が暖かくなるのを感じます。なかには気持ちよくなって寝てしまう人もいます。このとき体温を測ると、実際に上昇していることがわかりました。

体温を上げるのは副交感神経の働きなので、こうした反応は予想されていたことですが、自律神経を計測したところ、やはり鍼治療には副交感神経を上げる効果がありました。ところが睡眠不足だと、鍼を打っても副交感神経は上がってきませんでした。

鍼治療が痛みの軽減に効果があることは、WHOの調査などでもある程度認められていることですが、その調査結果にはばらつきも多く、なぜ鍼を打つと痛みが軽減されるのか、そしてその効果にはなぜばらつきがあるのか、くわしいメカニズムはわかっていませんでした。

でも、鍼治療で痛みが軽減されるのは、副交感神経が上がることによって、血流が改善されるためだとすれば、なぜ治療効果にばらつきがあるのかも説明できます。睡眠不足だと鍼を打っても副交感神経が上がらないからです。

つまり、睡眠不足の人や、極端に自律神経のバランスが悪く副交感神経の反応が悪い人は、鍼治療を受けても副交感神経が上がらないので効果も現れない、というわけです。

では、なぜ睡眠不足だと副交感神経が上がらないのでしょう。

自律神経には日内変動があり、ふつうは夕方から夜にかけて副交感神経のレベルが上がり、やや副交感神経優位な状態になります。ところが、徹夜で仕事をするなど本来なら副交感神経が優位になる時間帯に交感神経を刺激することばかりしてしまうと、副交感神経が上がるタイミングを失ったまま交感神経が上がる朝の時間帯に突入してしまうため、何をしても副交感神経が上がらない状態になってしまうのです。

こうした状態では、いくら鍼を打っても副交感神経が上がってこないので、治療効果もなくなってしまいます。つまり、睡眠不足だとどんなに上手な鍼《しん》灸《きゅう》師《し》の鍼治療を受けても効果はほとんど望めないということです。

副交感神経の高さは、第2章でもご説明したとおり、リンパ球系の免疫力の高さとリンクしているので、睡眠不足のときに見られるこうした治療効果の低下は、鍼治療に限らず、さまざまな免疫治療でも生じます。

睡眠不足は副交感神経のレベルを低下させ、自律神経のバランスを悪くさせます。自律神経のバランスが崩れると、血流が悪くなるので身体機能が低下します。**ですから鍼治療に限らず、どんな医学的治療を受けるときでも、睡眠不足だとその効果は半減してしまう、ということです。**

健康な人でも、睡眠不足は持てる能力を発揮する際に、大きな足かせとなります。

たとえば、受験や試験のまえに徹夜で勉強する人がいますが、本当に実力を発揮したいなら、前日は充分な睡眠をとることが大切です。自律神経のバランスの乱れによる血流悪化の影響は全身に及ぶので、たんに筋肉の動きを悪くするだけでなく、脳の活性も落とすことになるからです。

長時間寝ないで勉強や仕事をしていると能率が悪くなるのは、みなさんも経験上、ご存じだと思いますが、あれはたんに疲労するからではなく、血流の低下によって脳の機能が低下するからなのです。

事実、パイロットや軍の指揮官など一つの小さな判断ミスが多くの人命に関わるような仕事に就いている人たちは、きちんとした睡眠をとることが業務として義務づけられています。これは、きちんとした睡眠をとらないと適正な判断ができなくなることがわかっているからです。

海外での大きな大会やトーナメントでスポーツ選手がなかなか能力を発揮しきれないのも、実は「時差」による睡眠不足と自律神経の乱れが影響しています。

運動能力も、頭脳も、体の治癒能力も、私たちの心身に関わる能力すべてにおいて本来の実力を出しきるためには、まず最低限の条件として充分な睡眠をとっておくことが必要だということです。

お酒を飲むときは同量の水をいっしょに飲むとよい

「ついつい朝まで飲んじゃって」

そういいながら二日酔いで痛む頭を抱えながら出社する人がいます。本人にとっては深酒もストレス発散の一つなのかもしれませんが、**自律神経のバランスという点から見ると、お酒の飲みすぎは最悪の生活習慣の一つです。**なぜなら、深酒は睡眠不足と同じぐらい自律神経のバランスを崩すからです。

アルコールを多くとると、分解しきれなかったアルコールが長時間体内に残ります。アルコールは体にとっては一種の興奮剤なので交感神経を刺激し、副交感神経を低下させます。深酒をすると体内に長くアルコールが残ることになるので、その間ずっと交感神経が刺激されつづけ、血管の収縮も長時間続くことになります。

さらにこの間、アルコールが体内で分解・解毒される過程で水分が使われるので、体は脱水が進みます。深酒した翌朝、強いのどの渇きを感じるのはこのためです。

脱水は、のどが渇く程度の自覚症状しかないのであなどりがちですが、実は血管にダメージを与える、とても危険な状態だということをご存じでしょうか。

血管の収縮が続くだけでも血流はかなり悪くなりますが、そこに脱水が加わると、血液の濃度が濃くなるので血流はさらに悪くなります。このドロドロの血液が、収縮して細くなった血管を通るとき、血管の内皮を傷つけるのです。

こうした危険な脱水を防ぐためには、お酒を飲むときいっしょに同量の水を飲むことです。

お酒を飲みすぎると頭が痛くなるという人は多いと思いますが、あの頭痛は脳の血流不足が原因です。ですから、お酒を飲むときに同量の水を飲むようにすると脱水の程度が軽くすむので頭痛を防ぐことができるとともに、血管のダメージも軽減することができます。

お酒を飲むときに水を飲むメリットはほかにもあります。それは、消化器の麻痺《まひ》を防ぐということです。

お酒を飲みすぎると、気持ち悪くなり吐いてしまうことがありますが、あれは消化器の動きを司《つかさど》る副交感神経が極端に低下することによって、腸が麻痺し動かなくなるので逆流してしまうのです。

でも水、とくに冷たい水を飲むと、冷水が「胃結腸反射」を誘発するので、腸が麻痺するのを防ぐことができます。ゆっくりでも腸が動いていれば、吐き気も起きずにすみます。また、腸管が動いていれば副交感神経も刺激されるので、副交感神経の極端な低下を多少防ぐことができます。

水を飲むことで脱水はある程度防ぐことができますが、アルコールはやはり血管の過剰な収縮が長期間続くことになるので体にはよくありません。

脅すわけではありませんが、飲酒量の多い人はどうしても血管が詰まりやすくなるので短命になる傾向があることは覚えておいてください。

では、深酒をしてしまった翌朝はどうすればいいのでしょうか。

私が実践しているのは、朝起きたときにコップ一杯の水を飲むことです。

朝食はそのあとにとります。

食事は基本的に副交感神経を上げるのですが、睡眠不足のときはただたんに食事をしても残念ながら副交感神経はたいして上がってくれません。

でも、この「寝起きの水」を食事のまえに飲むことによって、下がりきって反応しにくくなっている副交感神経が上がってきてくれます。

睡眠不足だけでも、お酒を飲みすぎるだけでも、自律神経のバランスは大きく崩れます。ということは、飲みすぎに睡眠不足が加わったら、どれほど自律神経にとってよくないか……、あらためてくどくど説明しなくても充分おわかりいただけると思います。

また、「お酒を飲んだらお風呂に入ってはいけない」と聞いたことのある人は多いと思いますが、これは心筋梗塞を起こすリスクが格段に高くなるからです。

お酒を飲むと、先ほど説明したように、体は「脱水」します。脱水した状態でお風呂に入ると、汗をかくのでさらに脱水が進み、血流が悪くなります。この極端な血流の悪化が心筋梗塞を引き起こします。最近の実験で、とくに四三度近いお風呂に長く入っていると、血流が一気に悪くなるということも証明されました。

ですから、お酒を飲んだときはお風呂にはなるべく入らないことです。もしどうしても入りたいときは、**最低でもコップ二杯、分量にして五〇〇cc程度の水を飲んでから四〇度ほどのぬるま湯に一〇～一五分の短い時間入るようにしてください。**脱水を防ぐことができれば、お風呂での心筋梗塞も防ぐことができます。

心筋梗塞ほど深刻な状態を招かないにしても、深酒をした翌朝、だるさや疲労感を強く感じたことのある人は多いと思います。

実はこの疲労感の原因も「脱水」なのです。

体は脱水を起こすと、細胞がそれぞれの持つ水分をこれ以上減らさないようにするため血管との連絡口を閉じてしまいます。こうして細胞が守りの状態に入ると、末梢の血管は水分が不足し血流が極端に悪くなります。体はこうした危機的状況になると、大切な部分、具体的にいえば心臓と脳への血流を確保するため、交感神経が優位になって末梢の血管を収縮させます。この結果生じる末梢の血流不足が「疲労感」の原因です。

若くて心筋梗塞など起こす心配のない人でも、お酒を飲んだら、必ず多めに水を飲んでから眠るようにしてください。脱水を防ぐだけで、翌日のコンディションがぐっとよくなります。

末梢の血流不足によるトラブルは、お酒を飲んでいなくても、脱水状態になっていなくても、交感神経が過剰に高くなりすぎた状態が続いたときにも生じるので注意が必要です。

●子供と高齢者は充分な水分摂取を心がけよう

お酒を飲まなくてもふだんから脱水に気をつけなければいけないのが、高齢者と子供です。

毎年夏になると熱中症で多くの人が病院に運び込まれてきますが、そのほとんどが高齢者と子供です。しかし、高齢者と子供では結果は同じ「脱水」

でも、脱水状態を招きやすい理由は少し違います。

高齢者が脱水しやすい理由は二つあります。一つは血管の老化、もう一つは血液量の減少です。

血液は心臓というポンプが押し出す力で体中を循環しているといわれています。もちろんこれは嘘ではありません。でも、心臓のポンプ機能だけで血液循環が行われているわけではありません。実際には血管がたえず収縮と拡張を繰り返すことで、心臓のポンプ機能を助けているのです。

ところが、年をとって血管が老化すると血管自体が硬くなるので、この収縮と拡張が充分にはできなくなってしまいます。その結果、心臓に負担がかかるとともに、一回の拍動で送り出せる血液の量が減ってしまうのです。

高齢者はどんなに元気に見えたとしても、完全に血管の老化を防ぐことはできません。そして、血管が老化すれば、その分、血流は悪くなってしまうのです。

ただでさえ血流が悪くなるのに加え、高齢者は食事量の減少や細胞の保水力の低下によって、血液の量そのものも減少する傾向にあります。このような状態で脱水が起きれば、体はすぐに危機的な状態になってしまいます。

これに対し、子供が脱水しやすいのは細胞外液が多いからです。

私たちの体は成人で約六〇〜七〇%もの水分を含んでいます。高齢者は成人より少なく五〇〜六〇%、子供は多く七〇〜八〇%が水分です。

子供も成人も、実は細胞の中に蓄えられている水、これを「細胞内液」といいますが、この量はほぼ同じです。では、子供の水分量は何が多いのかというと、細胞の外側にある水、「細胞外液」の量が多いのです。大人の細胞外液は全体の二〇%程度ですが、子供は四〇〜五〇%もあります。

よく子供の肌はプルプルで水をはじくといいますが、その原因がこの「細胞外液」の多さなのです。細胞外液は新生児のときがいちばん多く、年をとるごとに減っていきます。実際手術をするとき、消毒液を皮膚に散布するのですが、子供の場合は消毒液がまったく肌に染み込まずはじけ飛びます。ところが高齢者だと、細胞外液が少ないので全部肌に吸い込まれてしまいます。

このようなお話をすると、細胞外液の量が多い子供のほうが脱水に強いのではないか、と思われるかもしれませんが、実際は逆です。なぜなら、この細胞外液というのは、細胞の外側にあるため、浸透圧の関係で汗をかいたときにとても失われやすいからです。

つまり、もともと細胞外液が少ない成人は、汗をかいたとしても失われる水分が少ないうえ、ふだんから細胞外液の少ない状態に慣れているので脱水に耐える力も大きいのですが、細胞外液の多い子供は、汗とともに細胞外液が失われると、体内水分量が一気に減ってしまうため、短時間で深刻な脱水状態になりやすいのです。

こうした理由から子供と高齢者は脱水状態になりやすく、本人がのどの渇きなど脱水の自覚症状を感じてから水分補給をしたのでは間に合わない危険性があります。ぜひ、ふだんからこまめな水分補給を心がけるようにしてください。

●便秘に悩む人は朝一番にコップ一杯の水を飲みなさい

「水はのどが渇いたときに飲めばいい」

もしそう思っているとしたら、それはとてももったいないことです。なぜなら「水を飲む」という行為は、私たちの体にとても大きな影響力を持つ大切な行為だからです。もちろん人が生きていくためには水が必要だということもあるのですが、同じように充分な水分をとっていたとしても、そのとり方、つまり、水を飲むタイミングをよくすることで、実は体の機能を高めることができるのです。

たとえば、私は朝起きてすぐと、食事のまえにコップ一杯の水を飲むこと

を習慣にしています。

朝一番の水は、寝ているあいだに失った水分を補給するという意味もあるのですが、それ以上に大切なのが「胃結腸反射」を誘導するということです。胃結腸反射というのは、ごくかんたんにいうと、胃腸の蠕動運動を促す反応です。胃腸は副交感神経の支配下にある臓器なので、それらを動かすことによって副交感神経を刺激することができます。つまり、胃腸を動かすと副交感神経を高めることができる、ということです。

朝は、日内変動によって、副交感神経優位から交感神経優位に切り替わる時間帯です。ということは、副交感神経が低下しやすい時間だともいえます。そうした時間帯に適度に副交感神経を刺激することで、副交感神経の下がりすぎを防ぎ、自律神経のバランスを整えることができるのです。

また、朝一番の水で胃腸が動くと、自然な便意が誘発されます。

年をとると便秘になる人が多いのですが、これは、副交感神経の低下が原因です。

便秘で苦しむのは女性ばかりだと思っている人が多いのですが、実際にもっとも便秘に苦しんでいる人が多いのは男性の高齢者です。自律神経は年とともにその働きが弱くなるうえ、男性のほうが女性より一〇年早く副交感神経が低下しはじめるので、便秘は男性の高齢者に多いのです。

私の開設している便秘外来も患者さんの中心は二〇代から三〇代の女性と五〇代以降の男性です。

その方々に、便秘を改善するために最初にやっていただくのが、この「朝一番のコップ一杯の水」です。

おもしろいのは、私の治療法で便秘を改善した患者さんの多くが、たんに便秘が改善するだけでなく、ほかにも「冷えがよくなった」「頭痛がしなくなった」「活力がわいてくるようになった」と、さまざまな健康効果を申し出られることです。なかには「私の人生のなかで、こんなにも生きていることが素晴らしく思えたことはありません」という、うれしい言葉を述べてくださった患者さんもいます。

若い方や元気な方には、いま一つ実感がわかないかもしれませんが、腸の働きがよくなるということは、人にとってそれほどまでに素晴らしいことなのです。

では、なぜ便秘を改善することで全身の健康状態がよくなるのでしょう。

それは、ひと言でいえばよい状態の血液を送り出すのが腸だからです。そして、腸でよい血液を送り出すためにもっとも大切なのは「血流」です。

私たちは食事から栄養分を吸収し、その栄養を含んだ血液を全身に行き渡らせることで全身を構成している約六〇兆個の細胞を養っています。その栄養豊かな血液をつくっているのが腸管です。腸の血管から吸収された栄養分が肝臓へ行き、肝臓から心臓へ行き、心臓を経て全身の細胞へ栄養分が送られるからです。

この大切な腸の血流の良し悪しを決めるのは、腸の「蠕動運動」です。なぜなら腸の動きが悪くなると、腸の中で「うっ滞」が生じてしまうからです。うっ滞というのは、ごくかんたんにいえば腸の中の流れが悪くなり滞った状態です。動きが悪いと血流が悪くなるのは筋肉も腸も同じです。体を動かさないと血液の流れが悪くなるのと同じで、腸の動きが悪いとそこを流れる血液も、流れが悪くなってしまうのです。

腸管の血流が悪くなれば、いくら食べ物を取り込んでも、充分な消化ができなくなるので、必要な養分を吸収できなくなります。そして、栄養がきちんと吸収されないと、吸収されなかった食べ物のカスが大量に腸管の中に残り、それが腐敗し、腸内環境を悪くします。

腸内環境が悪くなると、腸内の悪玉菌が増え、腸の消化吸収能力はさらに悪くなります。**こうした汚れた腸からは汚れた血液しかつくれません。だから、腸が悪いと全身の調子が悪くなるのです。**

食べ物の消化吸収が悪い状態では、当然ですが薬の吸収も悪くなるので、薬の効きも悪くなります。便秘が改善するとさまざまな健康効果が現れるのは、きれいな血液がつくられるとともに、糖尿病や高血圧など持病のある人は飲んでいた薬の効きがよくなるからなのです。

食前に水を飲むのも、目的はやはり胃結腸反射です。

食事のまえにコップ一杯程度の水を飲むと胃結腸反射が起きるので、胃腸が動き出します。

胃腸が動いている状態というのは、別の言い方をすれば食べ物を受け入れる準備が整った状態ということなので、何の準備もできていない状態の胃腸に食べ物が入ったときと比べると、消化吸収のクオリティーが格段によくなります。

消化吸収がよくなれば腸内環境もよくなります。そして、腸内環境がよくなると腸の動きがよりスムーズになるので、副交感神経も上がりやすくなります。こうして副交感神経のレベルが上がると血流がよくなり、きれいな血液が全身をスムーズに循環することになります。

つまり、腸内環境が悪いと体はすべてが悪くなる負のスパイラルに陥り、反対に腸内環境がよくなると全身の調子がよくなる正のスパイラルが回りはじめるということです。

更年期障害で調子が悪いと思っている人や、何か病気というわけではないけれど疲れやすくてどうも具合が悪いという人は、一度、腸の状態を調べてみることをお勧めします。

●腸内環境が悪化すると太りやすくなる

腸内環境が悪くなると消化吸収が悪くなります。

このような話をすると、なかには「それならそれでダイエットになるからいいじゃないか」という人がいますが、それは大間違いです。

なぜなら、腸内環境が悪いとかえって太りやすくなってしまうからです。

消化吸収が悪いのになぜ太るのでしょう。

それは、腸が汚れていると、そこから肝臓へ運ばれる血液も汚れたものになってしまうからです。汚れた血液というのは毒素や腐敗物などを多く含むもので、これはドロドロ血液をイメージしていただくとわかりやすいと思います。

問題は汚れた血液の行き先です。

汚れた血液はどこへ行くのかというと、肝臓から心臓へ運ばれて全身へ行き渡り、脂質代謝を悪化させることで内臓脂肪としてたまっていきます。つまり、摂取カロリーが同じでも、腸内環境が悪いとそれだけ太りやすくなるということです。

消化吸収が悪いと脂肪が蓄えられるのに、全身の細胞は充分な栄養が行き渡らない低栄養状態になってしまうので、疲れやすくなったり、新陳代謝が悪くなったりします。さらに、腸内環境が悪いと自律神経のバランスが崩れやすくなるので精神的にもイライラして怒りっぽくなります。こんな状態では、肉体的にも精神的にもパフォーマンスを出すことはできません。

腸内環境が悪くなってよいことなど一つもないのです。

ですから、ダイエットしたいなら、まずはできるだけ腸内環境をよくすることです。腸内環境がよくなってきれいな血液がつくられるようになれば、全身に栄養を含んだ血液が行き渡るので、栄養がエネルギーとして消費され不要な脂肪を蓄えずにすみます。細胞に充分なエネルギーが行き渡れば、もちろん新陳代謝もよくなります。実際、私のところへ外来でいらっしゃった方のなかにも、便秘の有無にかかわらず、腸内環境を整えただけで五～一〇kgのダイエットに成功した例がたくさんあります。

太る最大の原因は食べすぎですが、たいして食べていないのに便秘がちで太っているという人は、まずは便秘を治療することから始めてください。**便秘がよくなるだけでも痩せる人はたくさんいます。**

飽食の時代といわれている現在ですが、実際には、日本人の平均摂取カロリーは、食料不足だった戦争直後の平均摂取カロリーとほとんど変わらないのです。

では、摂取カロリーが変わらないのに、なぜ現在はすごい勢いでメタボリックシンドロームの人が増えているのでしょうか。

主な原因は車の普及などによる運動不足ですが、それだけでは説明のつかない部分があることも事実です。私はそこに自律神経のバランスの乱れからくる腸内環境の悪化があると思っています。事実、太っている人の自律神経を計測すると、ほとんどの人がバランスを崩しています。

腸を動かしているのは自律神経のなかでも副交感神経なので、腸を動かし、腸内環境を改善するためには、副交感神経を高めることが大切です。

でも、副交感神経だけを高めればいいのかというと、実はそんなに単純ではありません。先ほど便秘のところでも触れましたが、副交感神経が過剰に高くても、交感神経が過剰に高くても、どちらも便秘になるからです。大切なのは自律神経のバランスです。

太っている人の自律神経は、実はバランスが悪いだけでなく、交感神経も副交感神経も、どちらも低下している人がとても多いのです。自律神経全体のレベルが低いうえ、バランスが悪いのですから、体にとっては最悪な状態です。

交感神経も副交感神経もどちらも高いレベルでバランスをとることが、体にとってもっともよい状態です。そして、自律神経をコントロールするもっともよい方法が、腸内環境をよい状態に整えることなのです。

最後に、排便について誤解している人が多いのでぜひ知っておいてほしいことがあります。

排便は毎日規則正しくあるのが理想とされていますが、実際には個人差が大きいので、必ずしも毎日である必要はありません。三日に一度のリズムであっても、充分きれいに出しきる人もいます。腸内環境をよい状態に保つことができればいいので、必ずしも毎日排便がないからといって心配する必要はありません。

一日三回の食事がベストなのは「栄養が理由」ではない

自律神経をコントロールする重要なポイントの一つが、腸内環境をよくし、その働きを安定させることにあることはおわかりいただけたと思います。そして、そのために有効なのが、「朝一番のコップ一杯の水」と「食前のコップ一杯の水」、そして乳酸菌をとることでした。

ここでは、そうしたものの効果をより高め、自律神経のバランスを安定させるために、ぜひ日々の生活で習慣化していただきたいことを二つご紹介します。それは、「食生活の改善」と「運動」です。

まず、食事についてお話ししましょう。

みなさんは一日に何回食事をとるのが体にいいと思いますか？

結論からいえば、「一日三回」の食事がやはり体にはいいといえます。

でも、ここで誤解してほしくないのは、「体にいい」という意味です。

私たちが食事をする最大の目的は、栄養を取り入れるためです。でも、三回がいいというのは、三回食事をしなければ充分な栄養がとれないからではありません。むしろ、現代人の多くは運動不足なので、一日三回しっかり食事をとったら栄養のとりすぎで太ってしまうでしょう。

私が朝・昼・晩と一日三回の食事をとることをお勧めするのは、「食事＝腸への刺激」という意味です。

腸というのはとてもおもしろい臓器で、刺激が加わると動くという性質を持っています。実際、手術のときに腸をポンと叩《たた》くとグーッと動き出します。**つまり、一日に一回しか食事をしないということは、一日に一回しか腸に刺激を与えないということなので、腸の動きが悪くなってしまう。**だから、腸に刺激を与えるという意味で一日三回の食事をお勧めしているのです。

ダイエットなどで食事の量を制限しているという人は、食事をとらなくても水でもお湯でもお茶でもいいので、必ず何か飲むようにしてください。胃にある程度の水分が入れば、その重みで腸に圧力がかかるので腸は動きます。

一日三食しっかり食べてしまうと食べすぎになるというものの、やはり水分しかとらないより、食べたほうがいいといえます。なぜなら、食事をすると体温が上がりますし、噛《か》むことで脳が刺激されるからです。また、ものを食べると心が落ち着くという効果もあります。ですから、**食べすぎにさえならなければ、やはり「三食」食べたほうが体にいいといえます。**

なかでも欠かすことなく食べていただきたいのが朝食です。

昔から「朝食は金、昼食は銀、夕食は銅」といわれ、**朝食は三度の食事のなかでもとくに大切だとされています。でもそれは、必ずしも朝にたくさん食べたほうがいいということではありません。**

もちろん、午前中から体力を使うような仕事をしている人は、朝食をしっかりとることが必要ですが、ごくふつうの運動量であれば、それほどたくさん食べる必要はありません。それどころか、頭脳労働の人は朝食をできるだけ軽くしたほうがいいでしょう。朝食をいっぱい食べると、吸収にたくさんの血液が使われるため、脳に行く血液量が減ってしまうからです。脳に充分な血液を行かせるためには、食べすぎは禁物なのです。

ちなみに、私の朝食は、コップ一杯の水と、バナナ一本とパン一枚だけですが、それだけでも栄養は充分足ります。

では、なぜ朝食をとることが必要なのでしょう。

朝食の目的は大きく三つあります。

まず一つは、副交感神経を上げること。

二つめは、血流が上がることです。私たちはものを食べると、吸収の過程で肝臓が働くので、肝臓に多くの血液が流れます。そして、その血液が全身にめぐることで全身の血流がよくなります。

そして三つめは、慌ただしい朝に「余裕」を生み出すということです。いくらかんたんな食事でも食事をするとなれば、人は食卓に着きます。つまり、朝の慌ただしい時間帯にたとえほんの一五分程度でも、落ち着いて座り、ものを食べるということで「余裕」が生まれるのです。

朝食は、朝、低くなりがちな副交感神経を上げるチャンスです。朝のタイミングに副交感神経をきちんと上げることができるかどうかで、その日一日の過ごし方が変わってきます。

ですから、朝食を抜くということは、副交感神経を上げるせっかくのチャンスをみずから逃してしまう、とてももったいないことなのです。

慌ただしい朝だからこそ、朝食を習慣化し、しっかりと副交感神経を上げる生活習慣を身につけていただきたいと思います。

●「食後に眠くならない食べ方」を知っているか？

昼食後の授業や会議はどうも眠くなって困るという人はたくさんいます。学会などでも、午後になると居眠りをしている人の姿がよく見られます。ちょっとだけ自慢をさせていただくと、私はどんなに退屈な会議でも寝たことがありません。知人のドクターからも「どうしたら眠らずにいられるの？」と聞かれることがよくあります。

なぜ私は午後の会議で居眠りをしないでいられるのか。

実は、眠くならない昼食のとり方をしているからなのです。

食後、睡魔に襲われるのは副交感神経が上がるからです。

食事をすると胃腸が動くので誰でも副交感神経が上がるのですが、ちょっとした工夫で副交感神経の上げ方をコントロールすると、食後の眠気を抑えることができるのです。

食後に眠くならない食べ方のポイントは二つ。一つは「食前に三〇〇～五〇〇cc程度の水を飲む」こと。もう一つは「腹八分目の量を、できるだけゆっくり時間をかけてとる」ことです。

食事をすると副交感神経が上がります。でも、副交感神経が上がるのは食後で、食事中は実は交感神経が上がっているのです。その証拠に食事中に眠くなったという人はいないはずです。食事をしているときは噛むという行為も含めて体が活発に動いているので、体にとっては運動しているときと同じで交感神経が高くなるのです。

眠気を感じるのは食後少したって、消化器官が動き出してからです。

食事をすることで交感神経が一気に高まりますが、食後、消化器官が動き

出すことで一気に副交感神経優位に「急転換」します。実は食後の眠気はこの急転換が原因なのです。

ということは、自律神経の急激な転換を防げば、眠くなるのを防ぐことができるということです。

そして、そのための方法が、先の二つのポイントなのです。

これらはいずれも、交感神経が優位になる食事の早い段階から副交感神経も上げるための方法です。

食事のまえに水を飲むことで胃結腸反射が誘発され、腸が動き副交感神経が高まります。そして、ゆっくり食べることで、食べているあいだに副交感神経が上がってきます。食後に一気に副交感神経優位に急転換するのは、食事によって交感神経が急に高くなったことに対するリバウンドなので、ゆっくり食事をすることで、交感神経の急上昇を抑えながら、副交感神経を高めることができるというわけです。

また、昼食を腹八分目に抑えるのは、満腹まで食べてしまうとどうしても消化吸収に大量の血液が使われ、脳の血流が不足するのを防ぐためです。ランチを食べすぎたら、頭がぼーっとしてしまい、その後、仕事に集中できなかった、という経験をしたことのある人は少なくないと思います。これは、脳の血流不足が原因です。

ですから、退屈な会議がなかったとしても、午後の仕事を快適に行うためには、昼食は七分目から八分目程度に抑えておくことが望ましいといえます。

それに、食事というのは、たくさん食べれば食べるほど栄養が吸収されるというものではありません。吸収力は、食事の量ではなく腸管のコンディションで決まるからです。腸内環境がよければ、食事の量は少なくても午後の活動に必要な栄養は充分に吸収することができます。

早食いと食べすぎは居眠りのもと。 脳の回転をよくするためにも腹八分目の量をゆっくり食べることを心がけていただきたいと思います。

●食事を抜いてもダイエットに成功しない理由

自律神経のバランスが崩れると、心身にさまざまな悪影響が出ますが、その一つに肥満があることはあまり知られていません。

肥満というと、食べすぎ、または運動不足によるカロリー過多が原因だとされていますが、交感神経の低下も肥満を招くことが最近の研究で明らかになってきています。

交感神経は、体がアクティブになった状態のときに働く自律神経なので、交感神経の働きが低下するとエネルギー代謝量が減少してしまいます。

つまり、交感神経が低下すると、代謝量が減るので太ってしまうということです。

では、交感神経を高めるにはどうすればいいのでしょう。

もっともかんたんなのは、運動することです。

心拍数が上がるような運動をすれば、交感神経は上がります。

肥満改善に運動が有効なのは、運動によって余分な脂肪がエネルギーとして消費されるという直接的な理由もあるのですが、それとともに、交感神経が上がり、基本的な代謝量そのものが上がるというメリットもあるからなのです。

そして、運動とともに大切なのが、生活習慣の改善です。肥満している人の多くは不規則な生活をしています。不規則な生活は自律神経を乱します。実際、太っている人の自律神経を測ると交感神経も副交感神経も、自律神経全体の活性が低下してしまっています。

太っている人はよく汗をかきますが、実はあれも自律神経の活性が低下していることが原因と考えられます。自律神経全体が低下してしまうと、体の組織が水分をうまく吸収できなくなるので体の外に水分が出てしまいます。これが肥満した人たちの異常なほど多い汗の正体なのです。水分をとっても

とっても、すぐに汗になって出てしまうという人は、自律神経の活性が落ちてしまっていると思って、まず間違いないでしょう。

このように、自律神経全体の活性が落ちてしまっている場合、最初にすべきことは、自律神経の日内変動に合わせた規則正しい生活をすることです。

つまり、早寝早起きをするとともに、日中はアクティブに、夕方以降はリラックスして過ごすということです。

こうした規則正しい生活をしながら、ある程度の運動をすることで副交感神経を上げていくと、まず交感神経のレベルが上がり、次に副交感神経が上がるというかたちで、自律神経全体の活性が上がっていきます。

肥満はエネルギーの消費量より摂取量が多いことがおもな原因なので、ダイエットには摂取エネルギーをある程度制限することが絶対に必要ですが、自律神経の活性を取り戻すためにも、腸内環境を改善するためにも、一日三回食事をとることをお勧めします。

そのうえで一日の摂取カロリーを約八〇％に落とし、ウォーキングなど適度な運動を日々の生活習慣に組み入れる。これが自律神経を整えながらダイエットするもっともよい方法です。

カロリーを八〇％にするというと面倒くさく感じるかもしれませんが、糖尿病患者のように厳密なカロリー制限を必要とする場合を除けば、腹八分目を心がけるという程度で充分、ダイエット効果を望むことができます。

ダイエットというと食事を抜くなど極端な食事制限をする人が多いのですが、**食事を抜くと腸が動かなくなるので、自律神経のバランスが崩れ、かえって悪い結果を招くことになってしまいます。**

自律神経のバランスが乱れると血流が悪くなるので、腸管での消化吸収が悪くなります。そして、消化吸収が悪くなると腸内環境が悪化し、汚い血液しかつくることができなくなってしまうからです。

汚い血液は全身をめぐることができないので、細胞のエネルギー低下とともに内臓脂肪の蓄積を招くことはすでに述べたとおりです。

自律神経の活性を落とさずに、でも、できるだけ早く結果を出したいという人に私が勧めているのが、昼の食事を中心にし、朝と夜の摂取カロリーを大幅にカットするダイエット法です。

これは、極端な言い方をすれば、朝と夜は水分やヨーグルトだけで、昼食をしっかり食べるという方法です。朝と夜は摂取カロリーを控えるために食事はとらない。でも、腸を刺激して副交感神経は高めておくことが必要なので、胃結腸反射を誘発させるために充分な水分をとり、また、ヨーグルトで腸内環境を整えるということです。**この方法であれば、昼食は満足するまで食べても太る心配はありません。**

実際にやってみるとわかりますが、このダイエット法を実践すると驚くほどスピーディーに痩せることができます。しかも自律神経のバランスを崩すことがないので、ダイエットにありがちなイライラや疲労感も少なくてすむ、理想的なダイエット法なのです。

運動するなら、朝と夜、どっちがいいのか？

健康を維持するために適度な運動がよいことは、誰もが認めるところでしょう。

でも、一日のうちでどの時間帯に運動をするのがいいのかというと、意見が分かれるところです。

昔から朝、早起きをして運動するのがいいと考えている人が多いのですが、私はあえてこの「朝の運動」には反対したいと思います。

私が朝の運動をお勧めしないのは、生理学的な理由があるからです。

一つはケガをしやすいこと、もう一つは疲れてしまうこと、そして、あとに仕事を控えているなどのストレスから、運動の効果が下がってしまうことです。

朝というのは交感神経がとても高い時間帯なので、血管が収縮し、うっ血しています。血管が収縮すると筋肉が硬くなるので、体は硬くなります。体が硬いときの運動は、ケガにつながります。とくに高齢者はこのリスクがとても大きくなるので、朝の運動は絶対に避けるべきでしょう。

医療の現場にいる者にとって、朝のリスクの大きさはつねに実感させられています。心筋梗塞が起きやすいのも朝です。**それだけ朝というのは体調が不安定な時間帯なのです。**

起きたばかりの、体がまだ目覚めていない段階でジョギングを行うことが、いったいどれだけ体に負荷をかけているか、想像できるでしょうか。朝の空気はたしかに気持ちのよいものです。でも、その裏で体は悲鳴をあげているのです。

それが散歩やウォーキング程度の運動だったとしても、すればそれなりに体は疲労します。そんな疲労した体でこれから仕事に向かうとなれば、自律神経のバランスも崩れていきます。私も朝の運動を行っていたときは、早起きした達成感でモチベーションが上がったような気がするものの、仕事を始める時点ですでに疲れていたので、実際は仕事の精度も下がってしまっていることを感じていました。

昔は運動部の練習というと、あたりまえのように「朝練」が行われていましたが、スポーツ医学が進み、朝の運動が選手のケガにつながりやすいことがわかってきたため、いまでは見直しが進んできています。大学の運動部の合宿などでも、早朝の練習は避け、午前一〇時頃から練習を始めるところが増えてきています。

充分な柔軟体操を行って、体をほぐしてから運動すればある程度ケガを防ぐことはできますが、そこまでして朝の時間帯に運動するメリットがあるとは私にはとうてい思えません。

朝の時間帯は、一日のなかでも脳がもっとも冴《さ》えている時間帯です。その時間に無理に硬く動きにくくなっている体を動かすことに時間を費やすことは、時間の無駄といっても過言ではないでしょう。

朝は体ではなく、頭を使うべき時間帯なのです。

●夕食後の「最低三〇分の散歩」が理想的な運動

では、運動はいつするのがいいのでしょう。

私がお勧めしているのは「夜」。夕食後から寝る一時間まえまでに、三〇分から一時間ほどゆっくり歩くことが理想です。

夜は副交感神経が優位になる時間帯なので、そんなときに交感神経を刺激する運動をすることを勧めるなんて矛盾しているようですが、そうではありません。

なぜなら、激しい運動をしなさいといっているわけではないからです。**自律神経を整えることを目的とした運動は、ウォーキング程度、高齢者なら散歩と思っていただいて結構です。**心拍数が上がり、呼吸が「ハアハア」と荒くなるほどの激しい運動は逆効果ですから気をつけてください。私は、だいたい二キロの距離を三〇分のペースで歩いています。これはやってみるとわかりますが、成人の男性としてはかなりゆっくりとしたペースです。

朝の運動のデメリットの一つとして体が疲れてしまうということを挙げましたが、夜の運動であれば、これはデメリットにはなりません。一日働いて疲れているのに、さらにまた運動までして疲れるのか、と思うかもしれませんが、昼間の仕事の疲労と夜の運動の疲労では意味が少し違います。

なぜなら、昼間の仕事の疲れはおもに頭脳労働による精神的疲労だからです。運動不足で日々の生活に運動を取り入れたいと思っている人というのは、一日のほとんどを机に向かっているデスクワークの人です。長時間座っていると、筋肉が硬直し、うっ血してしまいます。一日の仕事を終えると、たいして体を使っていなくても多くの人が肉体的な疲労を感じます。なぜこれほどの疲労感を感じるのかというと、実はこのうっ血、つまり、血流の悪さが原因なのです。

ですから、疲れとストレスをとるためにとお酒を飲んで寝ようとする人がよくいますが、うっ血した体でアルコールをとると、ただでさえ血流が悪いのに、アルコールで脱水してしまうので体の状態は最悪になります。そんな人が朝運動したらどうなるでしょう。汗をかくとまえの晩のアルコールが抜けていいと思ったら大間違いです。私にいわせれば、そんなことをするのは自殺行為にも等しい愚行です。

デスクワークの人が退社時に感じている肉体疲労はうっ血によるものなので、夜にウォーキング程度の軽い運動をすると、血流がよくなるのでかえって疲れがとれるのです。それに、夜になると、体に朝のような硬さはないので、ケガをするリスクはほとんどありません。

夜の適度な運動は、末梢の血管を開きます。このことについて実験をしたことがあるのですが、夜運動したのとしないのでは、したほうが眠りの質がよくなるという結果が出ています。

さらに夜運動すると、首の痛みや肩凝り、腰痛なども大きく軽減されることもわかりました。これらは、全身の末梢血管の血流がよくなることによる副産物でした。とくに肩凝りには劇的といってもいいほどの効果があります。

このように夜の運動にはいろいろなメリットがありますが、なかでも夜に運動する最大のメリットは、習慣化しやすいということです。実際、朝の運動は三日で挫折した私も、夜の運動に切り替えてからはもう何年も続いています。

また夜は、その日にやるべきことをすべて終えているので、心にゆとりがあります。

それは自分だけでなく、町も同じです。朝と夜、両方の時間帯に同じコースを歩いてみるとわかりますが、朝は町自体がざわついています。そうした環境ではなかなか心安らかにゆっくり歩くことはできません。ついついまわりにつられて早足になってしまうものです。

でも、夜であれば人通りも少なく、町自体が静かなので、リラックスした気持ちで歩くことができます。町並みや人の流れや風を感じながらゆったりとした気持ちで歩いてみてください。運動というと「朝」というイメージを持っている人が多いのですが、肉体的にも精神的にも実は「夜の運動」のほうが理にかなっているのです。

●運動まえの間違ったストレッチこそがケガを誘発する

「運動をするまえには必ずストレッチをするように」と、教えられた人は多いと思います。でも最近、この運動まえのストレッチがかえってケガの原因となっていたことがわかってきているのです。

そもそものきっかけは、スポーツ選手のケガの多さでした。

スポーツ選手はみんなケガを避けるために準備運動として充分なストレッチを行っています。それなのになぜかスポーツ選手のケガが絶えない。なぜ充分なストレッチをしているのに一向にケガが減らないのでしょう。

この謎を解いたのは、やはり自律神経でした。

筋肉には縮めるときに働く「屈筋」と、伸ばすときに働く「伸筋」の二種類があります。屈筋は関節を曲げるときに働く筋肉、伸筋は関節を伸ばすときに働く筋肉です。

肘の曲げ伸ばしを例に考えると、肘を曲げるときに「力こぶ」となる上腕二頭筋が屈筋、肘を伸ばすときに力の入る「二の腕」の上腕三頭筋が伸筋になります。

人間の体は、歩いたり走ったり踊ったりとさまざまな動作をスムーズに行うことができますが、これは全身の筋肉が屈筋と伸筋に分かれて協調して働くおかげなのです。

筋肉が収縮するためには充分な血液が必要です。血液は血管を通じて筋肉まで運ばれてきますが、この流れを調整する役割を担うのが、自律神経です。

いま、ほとんどの人があたりまえのように行っているストレッチは、アキレス腱《けん》を伸ばす運動、上腕から肩甲骨にかけての筋肉を伸ばす運動、脚裏の筋肉を伸ばす運動……と、どれも屈筋と伸筋のうちどちらかの筋肉を伸ばすものばかりです。

どうもこういった屈筋か伸筋の一方だけを伸ばすストレッチが、自律神経のバランスを崩し、筋肉に送られる血液のアンバランスを招いているようなのです。その結果、屈筋と伸筋のバランスが崩れ、転倒や肉離れなどのケガにつながると考えられます。

多くの人は、運動まえに筋肉を伸ばしておくことで筋肉の動きがよくなると思い込んでいますが、それも間違いです。なぜなら、筋肉には一度伸びてしまうとなかなかもとに戻らないという性質があるからです。伸びてしまった筋肉は、柔軟性が損なわれるとともに可動域が狭まるので、動きが悪くなります。

つまり、運動まえにストレッチをすることが、自律神経にとっても筋肉にとってもマイナスに働き、かえってケガの原因となっていたのです。

運動まえに筋肉を伸ばすだけのストレッチをしてはいけません。

毎日のウォーキング程度の運動であれば、むしろそうしたストレッチはしないほうが安全といっても過言ではありません。

では、運動まえには何も準備運動をしないほうがいいのでしょうか。

そんなことはありません。正しい方法で行えばやはり準備運動はしたほうがいいのです。正しい準備運動の方法は後ほどくわしく述べますが、ポイントは体全体で行うことと、関節の動きをよくすることとです。

みなさんが学校の体育の時間に教わった「ストレッチ」は、体の一か所の筋肉を伸ばすものなのでこれを機にすべて忘れてください。体の局部だけを伸ばすようなストレッチは、全身の筋肉バランスを崩す危険があるからです。たとえば、みなさんがよくやるストレッチに、肘のところにもう片方の腕を当てて上腕から肩甲骨にかけての筋肉を伸ばすストレッチがありますが、この方法では上腕の外側の筋肉という局部だけしか伸びません。つまり、バランスが悪くなるのです。

私がこれからご紹介する準備運動は、多くのトップアスリートを指導している末武信宏医師とともに考え出したものであり、その成果がかなり実践的に証明されているものです。

まだまだ一般的にはなっていませんが、近い将来、ストレッチの概念を根底から覆し、ストレッチの新常識をつくり出すものと自負しています。みなさんもぜひ実践して、いままでのストレッチとの効果の違いをご自分の体で実感してください。

準備運動はたった四つでオーケー

私たちが提唱する準備運動はたった四種類だけです。

この四種類の準備運動は、自律神経のバランスを整えるとともに、自律神経のレベルを上げるトレーニングにもなるので、運動の前後はもちろん、寝起きや調子の悪いとき、パフォーマンスを出したいと思っているときにもお勧めのメソッドです。

種類が少ないうえに動きもかんたんなので、「たったこれだけ?」という人も多いのですが、効果は絶大です。

ぜひ覚えて日々の生活に役立ててください。

【①手の先を持って体側を伸ばす】

まっすぐ立って足を肩幅に開きます。

両腕を上に上げ右手のなるべく先の部分を左手でつかみます。

そのまま右の体側を伸ばすように右手を左手で引っ張りながら、上体をできるだけ左に倒します。

このとき呼吸は、上に伸びたときに息を吸い、体を倒しながらゆっくり息を吐きます。呼吸と合わせることで体はふだん以上に伸びやすくなります。

右側が充分に伸びたら、つかむ手を替え左側、まっすぐ上方向にも同様に行います。

この運動は、片側の伸筋を伸ばすと同時に、反対側の屈筋を刺激することができるので、自律神経のバランスを整えながら筋肉への血流を促すことができます。

また、この運動は体側を伸ばしているようで、同時に曲げた側の腸がぐっと圧迫されるので、腸に大きな刺激を与えることができます。


【②手の先を持って横に伸ばす】

まっすぐ立って足を肩幅に開きます。

両腕を前に出し、右手の先を左手でつかみます。

そのまま右腕を左手でできるだけ左側に引っ張ります。

この動きも引っ張るときに息を吐くように、呼吸と合わせて行います。

右側が充分に伸びたら、つかむ手を替え左側も同様に行います。

この動きも腕を伸ばしているようで、背中から脇腹まで上半身の伸筋と屈筋がバランスよく刺激されます。

①手の先を持って体側を伸ばす

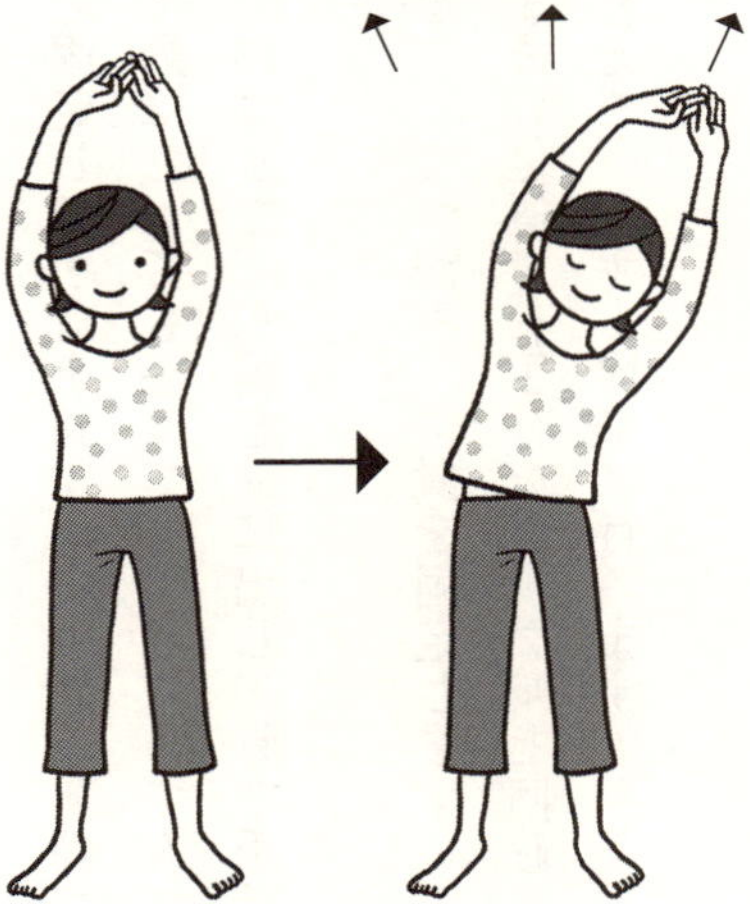

・足を肩幅に開き、両腕を上げて手の先をもう片方の手でつかむ。
・そのままつかまれた手のほうの体側を伸ばすように上体を横に倒す。
・体は正面を向いたまま。
・矢印のように三方向に伸ばす。

①も②もポイントはできるだけ手の端を持つということです。端を持つことによって全部が伸びるからです。

【③肘を固定して手首を回す（肩甲骨の運動）】

この運動は立っても座っても、どちらでもできます。

背筋を伸ばして、右腕を前に出し、肘を手首が上になるように直角に曲げます。

右肘を左手でつかみ、位置を固定します。

そのままの位置で右手首をグルグルと回します。

腕を替えて、左手も同様に行います。

これは、意外に感じるかもしれませんが、実は肩甲骨を動かす運動です。

ポイントは肘をしっかりと固定すること。

②手の先を持って横に伸ばす

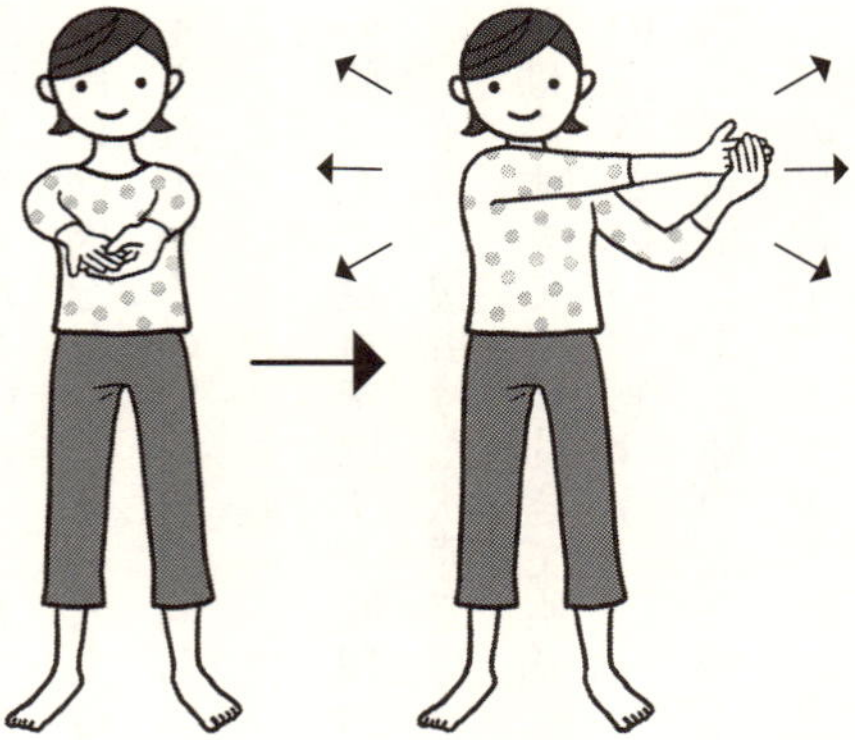

・足を肩幅に開き、両腕を前に出して
　手の先をもう片方の手でつかむ。
・そのままつかんだほうの手で横に
　引っ張る。
・体は正面を向いたまま。
・矢印のように左右三方向ずつ伸ばす。

肘を固定した状態で末端を動かすことによって、手首の動きで肩甲骨が動き、その可動域が広がるのです。

肩甲骨を動かしてくださいというと、肩を回すように動かす人が多いのですが、これは肩の筋肉を動かしているだけで肩甲骨自体は動いていません。肩甲骨は固定されているので、肩を回しても動かないのです。

【④反対側の膝の上で足首を回す（股関節の運動）】

この運動は、イスに腰掛けた状態で行います。

イスの高さは高すぎても低すぎても適しません。座ったときに膝が直角になるぐらいの高さがいいでしょう。

座った状態で、右足首を左膝の上に軽くのせます。

その状態で右の足首をグルグルと回します。

足を替えて、左足も同様に行います。

③肘を固定して手首を回す

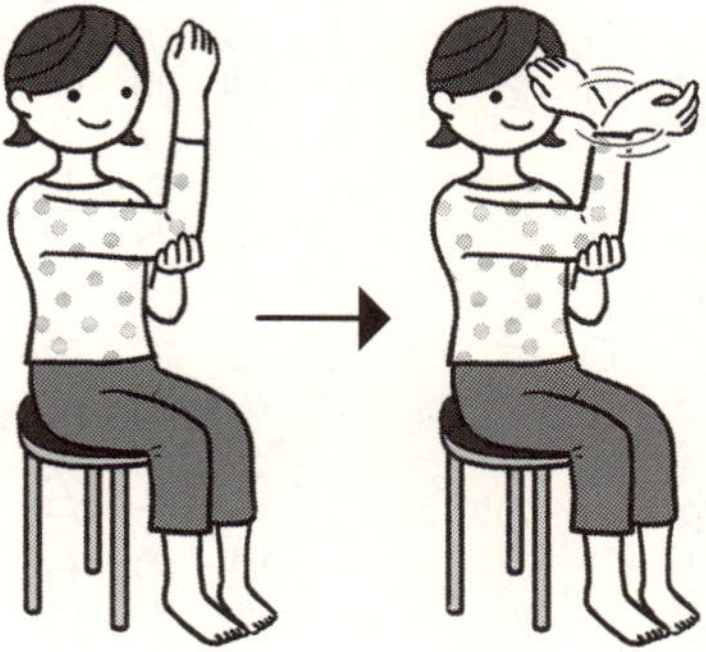

・立っても座ってもいい。
・片腕を前に出し、手首が上になるように直角に曲げる。
・もう片方の手で肘を固定する。
・曲げたほうの手首を回す。

この運動はどこが動くのかというと、股関節です。これは、足首を膝の上の位置にもってくることで股関節の可動域が広がるので、末端の足首を回すときに、その動きが股関節に伝わりやすくなるのです。

股関節の運動というと、足を前後左右に広げる運動がよく知られていますが、これも筋肉が伸びるだけで関節そのものは動きません。

固定して末端の動きを伝えるのが、股関節や肩甲骨など「関節の根元」を動かすもっともよい方法なのです。

この四つの運動を、私たちはプロの運動選手にも推奨しています。運動選手にはこの四つの動きを全部で最低一〇分間行うように指導していますが、一般の方であれば、各一分強ずつ、全部で五分間もやっていただければ充分です。

①と②は呼吸に沿って行うことで効果が高まりますが、あまり意識しすぎ

④反対側の膝の上で足首を回す

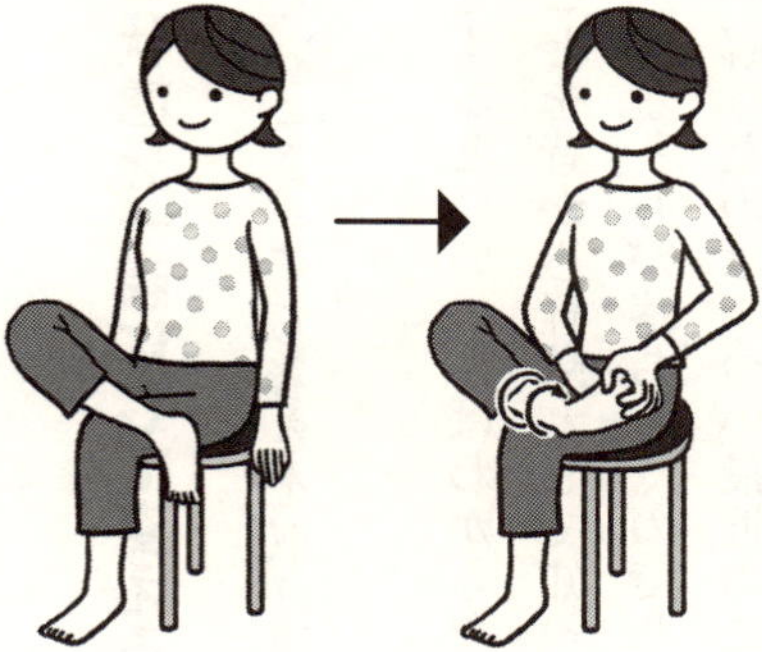

・膝が直角になるくらいの高さに
　腰掛ける。
・足首をもう片方の足の膝の上に
　のせる。
・のせた足首を回す。

るのも自律神経にはよくないので、うまくできない人は呼吸を止めないようにだけ気をつけてください。自然に呼吸ができていればだいじょうぶです。

●呼吸には体の状態を一瞬にして変える力がある

緊張をとりたいとき、落ち着きを取り戻したいとき、私たちは「深呼吸」をします。

なぜ深呼吸をするといいのかはわからなくても、私たちは深呼吸をすれば心が落ち着くことを昔から経験として知っています。

なぜ深呼吸をすると心が落ち着くのでしょう。

実はこの謎が解けたのは、つい最近のことでした。ある一つの機械の発明によって、呼吸が体にどのような影響を及ぼすのか、医学的に証明されたのです。

その機械とは、末梢血管の血流量を測ることのできる機械です。

これまで長い間、末梢血管の血流量を科学的に計測することはできませんでした。唯一、末梢の血流の多寡を知る助けとなっていたのは、体の温度を色で表示する「サーモメーター」でした。末梢の血流量が多ければそれだけ体温も高くなるからです。

でも、サーモメーターの表示では正確な血流量まではわからないので、測定結果を医学論文には使えませんでした。

ところが今度の機械は、計測した血流量が数字で表示されるので、医学論文に使うことができます。

私がこの機械を導入してもっとも驚いたのは、呼吸を止めた瞬間に末梢血管に血液が流れにくくなることがわかったことでした。これはもう見事にサーッと血流が引いていきます。

このことがなぜ大きな驚きなのかというと、呼吸には瞬間的に体の状態を変える力があることがわかったからです。

昔から、呼吸が健康と大きく関わっていることはよく知られていました。健康を維持する効果をうたったさまざまな呼吸法もあります。でも、それはあくまでも経験にもとづくもので、なぜ呼吸を整えることが健康と結びつくのか、医学的に明確な説明をすることはできませんでした。それが、この機械によって説明できるようになったのです。

緊張したとき、深呼吸をすると心が落ち着くのは、末梢の血流量が増加するからです。 心に余裕があったり、安心したりしているとき、人の呼吸はゆっくり深くなりますが、緊張すると、無意識のうちに速く浅い呼吸に変わります。

回数でいうと、心に余裕があるときの呼吸は一分間に一五〜二〇回程度ですが、あせったり緊張したりすると、一分間に二〇回以上にまで増えます。

こうした呼吸の差は自律神経のバランスの差になって現れます。

ゆっくりとした深い呼吸は副交感神経を刺激するので、血管が開き、末梢まで血流がよくなります。そして、血流がよくなると筋肉が弛緩するので、体はリラックスします。これが緊張したときに深呼吸をすると心が落ち着く最大の理由です。

高くなったテンションを抑えたいとき、もっともよいのは筋肉をコントロールすることなのですが、筋肉をコントロールしているのは血流で、血流をコントロールするのは自律神経です。**そして、現段階で自律神経を確実にコントロールできるのは何かというと「呼吸」なのです。**

呼吸が体に及ぼす影響はとても大きく、本当に一瞬にして体の状態を変えてしまいます。

たとえば外科手術のとき、新人ドクターが緊張のあまり体がこわばって動けなくなることがあります。いわゆる「フリーズ」状態です。

フリーズ状態では、体はもちろん頭も働きません。なぜなら、呼吸が浅く速くなって交感神経の割合が異常に高くなってしまうため、体も頭も血流が悪くなり、低酸素状態に陥ってしまうからです。

この低酸素状態が続くと手足が震え、さらにひどくなると失神してしまうこともあります。**つまり、緊張したときの震えというのは、自律神経のバランスが極端に崩れたことを知らせる一つのシグナルでもあるのです。**

こういうとき、私たち先輩ドクターは、新人君の背中を一発、思いっきり叩きます。

すると彼らはハッと我に返り、一瞬ですが呼吸が深くなります。そして、手の震えも止まり、頭も動きはじめます。

「そんな一瞬で？」と思うかもしれませんが、本当に一瞬でも深い呼吸をすることで私たちの体は変わります。

実はみなさんもその好例をすでに目にしているのですが、何だかわかりますか？

それは、第1章で触れたオリンピックでのキム・ヨナの演技です。ほんの一瞬立ち止まって指を鳴らすポーズをとることで、彼女の演技のパフォーマンスは見事に向上しました。

あれこそがまさに「呼吸の力」なのです。

●一流の外科医は決して呼吸を止めない

二〇一〇年一〇月のキヤノンオープン、プロゴルファーの横田真一選手が実に一三年ぶりのツアー優勝を果たしました。

石川遼選手との優勝争いを制し、一三年間、一度も手が届くことのなかったタイトルにたどり着いた姿は、二〇一〇年のゴルフ界でももっとも印象に残るシーンとして多くの人の心に感動を与えました。

実はこの、横田選手の栄冠を可能にしたのは「呼吸」による自律神経の調節でした。

この大会の前日、私は横田選手に「ゆっくり深い呼吸」がいかに副交感神経を活性化させ、パフォーマンスの向上につながるかを説明しました。

これは、あとからご本人に聞いたことですが、大会のあいだ彼はパターの練習のみ行い、あとは自律神経、とくに副交感神経を上げるトレーニングに集中していたそうです。

せっかくですから読者のみなさんにも、**一瞬でパフォーマンスを上げる「ゆっくり深い呼吸」の方法をお教えしましょう。私はこれを「一対二の呼吸」と呼んでいます。**

やり方はとてもかんたんです。「一で吸って、二で吐く」、これでオーケーです。

つまり、ゆっくり一数える長さで息を吸い、その倍の時間をかけて息を吐くということです。

このようにいうと、「それは腹式でやるんですか？」とか、「何回ぐらい繰り返せばいいんですか？」とか、「鼻で吸うんですか、口で吸うんですか？」など、いろいろな質問をする人がいます。でも、私はそういう人には「そんなことをいろいろ考えてはいけません」ということにしています。**ああしなければいけない、こうしなければいけないと意識した瞬間に自律神経のバランスは崩れてしまうからです。**

でも、それ以上に悪いのが息を止めてしまうことです。

「息を詰める」という言葉がありますが、人は繊細な作業をするときに息を止める傾向があります。なぜなら、すごく細かい作業をするときは、呼吸による些《さ》細《さい》な体の動きさえ邪魔になることがあるからです。

たとえば、幼児の手術などでは髪の毛のように細い血管を、肉眼では見えないような細い糸で縫わなければならないことがよくあります。そんなときは、呼吸にともなう胸の動きが邪魔になることがあります。

それでも、持てる力をすべて出しきりたいなら息を止めては絶対にいけません。息を止めたら、その瞬間に末梢の血流が引いてしまうからです。

一流の外科医は決して呼吸を止めません。彼らは呼吸を止めるのではなく、呼吸のリズムに合わせて指先を動かします。

おそらく、これまで肝心な場面で調子を崩してしまっていた横田選手は、パターのとき、少しでも体のぶれを防ごうとして息を止めてしまっていたのだと思います。

私が大会当日に横田選手に伝えたことはたった二つ、緊張したときに「空を見上げてください」「まわりの草木を眺めてその匂いをかいでください」というものでした。

呼吸というのは、本来は自然に、意識せずに行うのが基本です。ですから、「ゆっくり深い呼吸」をするときも、鼻で吸おうが口で吸おうが、自然に、自分にとってラクな状態で行うのがいちばんいいのです。

緊張したときやあせったとき、つまり交感神経が過剰に優位になることで自律神経のバランスが崩れているときは、「ゆっくり深い呼吸」が有効です。

では、副交感神経が過剰に優位になることで自律神経のバランスが崩れてしまっているときはどうすればいいのでしょう。

これも呼吸を変えることで、一瞬にして状況を改善することができます。

副交感神経が過剰に優位になることでバランスが崩れている状態とは、心も体も弛緩しすぎている状態、わかりやすくいえばモチベーションが上がらないときです。

がんばらなければいけないのにやる気が出ない、どうしてもモチベーションが上がらない、というときは、先ほどとは逆ですから、「浅く速い呼吸」をして交感神経を刺激すればいいのです。

ハアハアと胸で浅い呼吸をすればいいのですが、よくわからない、どうもうまくいかないという人は、両手を上に上げた、いわゆる「バンザイスタイル」で速めの呼吸をしてみてください。

この状態だといやでも胸式呼吸になるので、交感神経が上がります。でも、呼吸で交感神経、副交感神経を刺激するポイントは、胸式か腹式かではありません。最重要ポイントは、息を吐くときのスピードです。

呼吸によって拡大と収縮を繰り返す肺は「胸腔《きょうこう》」と呼ばれる空間内に存在しています。息を吐くときは、肺を収縮させるため、胸腔内圧が上がります。

胸腔には圧力を感知する「圧受容体」というところがあるのですが、息を吐く時間が長ければ長いほどこの圧受容体に圧力がかかりつづけることになります。少々むずかしい話になりますが、圧受容体には静脈の血流量をコントロールする働きがあるので、圧力のかかる時間が長ければ長いほど、つまり、息を吐く時間が長ければ長いほど静脈に流れる血流量が増え、副交感神経が刺激されるという仕組みになっています。

まあ、むずかしい医学用語や仕組みまで覚える必要はありません。息を吐く時間が長ければ長いほど副交感神経が刺激されると覚えていただけば充分です。

緊張したときやあせったとき、パニックを起こしそうなときは「ゆっくり息を吐く呼吸」をし、やる気が出ないときは「速く短く息を吐く呼吸」をすることで、自律神経のバランスを整えることができる、ということです。

第4章

人生の質は「これ」で決まる

●ラブレターは夜書くとうまくいかない

ラブレターを書くなら朝と夜、どちらがいいと思いますか？

どちらでもたいして変わらないだろうと思ったら大間違いです。恥ずかしい失敗をしたくないと思うなら、ラブレターは朝、書くことをお勧めします。

自律神経には日内変動リズムがあり、基本的には活動をする日中は交感神経が優位に働き、体を休める夜は副交感神経が優位になります。そして、副交感神経が優位になる夜は、理性より情動が優先されやすくなるので、ついつい恥ずかしいことを書いてしまう危険性が高いのです。

そういわれても、ラブレターなんて夜じゃないと気分が乗らないという人は、夜、書いた手紙をすぐには出さず、翌朝読み直してから出すようにしましょう。おそらくそのまま出す気になれる人は、まずいないでしょう。

おもしろいことに、ラブレターは朝書いたほうが、成功率が高いのですが、

面と向かって直接口説く場合は夜のほうが朝よりも成功率が高くなります。

なぜなら、相手も副交感神経が優位になっているので、それだけ理性のハードルも下がっているからです。

よく女性を口説くにはムードが大切だといいますが、たしかにこれは自律神経のバランスを考えると有効な方法といえます。人はムードがいい場所ではリラックスしますが、リラックスすればそれだけ副交感神経も高くなるからです。

ラブレターを書くなら「朝」、直接会って口説くなら「夜」、恋愛も自律神経の特性を知れば、こうした駆け引きができるので、感情のまま、やみくもに攻めるよりはるかにうまくいきやすくなります。

つまり、自律神経の特性がわかれば、それは朝に行ったほうがいいことなのか、夜に行ったほうがいいことなのか、あるいは日中に行ったほうがいいことなのか、行うのに最適な時間というのがわかるということです。

たとえば、朝一番にメールチェックをする人がいますが、実はこれはとてももったいないことなのです。なぜなら、朝は副交感神経優位から交感神経優位に切り替わる時間帯だからです。この時間帯は、交感神経が優位になるとはいえ、夜の余波で副交感神経も比較的高いレベルにあるので、脳がもっとも活性化する時間帯なのです。

こうした時間帯にもっとも適しているのは、物事を深く考えたり、発想力を必要とする仕事をすることです。この貴重な時間を、脳をほとんど使わないメールチェックに使ってしまうのは、あまりにももったいないことです。

朝が頭を使う仕事に適しているのとは逆に、夕方三時以降は、頭を使う仕事をしてもいい結果は出ません。なぜならその頃から体は徐々に交感神経が下がり、副交感神経優位になっていくからです。副交感神経が優位な状態というのは、よくいえばリラックスした状態といえますが、デメリットに注目して表現すると、モチベーションが下がった状態といえます。

こうした時間に適しているのは、あまり頭を使わなくてもできる機械的な作業です。ですからメールチェックなどはこういう時間帯にこそすべきことといえます。

最近は、朝を活用すれば人生がうまくいくとか、早起きですべてがうまくいくといった、「朝の時間を活用する」ことをテーマにした本がたくさん出ていますが、私にいわせれば、これは半分は正解ですが、半分は間違っています。

朝がとても重要な時間帯であることは間違いありません。でも、何でもかんでも早起きをして朝やればいいのかというとそうではありません。

自律神経の状態からいって、朝にお勧めなのは、なんといっても頭を使うことです。

ですから朝の通勤電車では、本や新聞を読んでいる人が多いのですが、そうしたインプット作業より、より頭を使うこと、たとえば英語の勉強をしたり、企画を通すための作戦を考えたり、できるだけ頭を使うことを集中して行ったほうがいいのです。

とくに、語学の勉強には朝はとても適しています。なぜなら朝は自律神経のバランスがいいので、耳の調子もよく、英語のヒアリング能力が格段にアップするからです。

これは私が実際にイギリスで働いていたときに体験したことですが、午後になると聞き取れないような早口の人のいっていることも、午前中はクリアに聞き取れるのです。自律神経のバランスがいいと聴力までよくなるのです。

親指には力を入れるな！

緊張したとき、よく「肩の力を抜いて」といいますが、実は肩の力を抜くより効果的なことがあります。それは「手を開くこと」です。

よく緊張したときに、掌《てのひら》に「人」という字を書いて呑み込むまねをするといいといいますが、あれは掌を広げることに意味があるのではないかと思うほどです。

緊張したとき、私たちはついつい何かをつかんだり、手をぎゅっと握ったりしてしまいます。でも、緊張をときほぐしたいなら、意識的にやめることをお勧めします。なぜなら、手を強く握ると緊張がさらに強くなってしまうからです。

なぜ手を握ると緊張が高まってしまうのかというと、副交感神経が低下してしまうからです。

これはまだ私の仮説なのですが、おそらく、ぎゅっと手を握ることで親指の血流が低下し、それが副交感神経を低下させるのではないかと考えられます。というのも、親指をなかに入れて握ったときのほうが副交感神経の下がり方が大きいからです。

理論はまだ仮説ですが、手を握ると副交感神経が下がることは、計測に裏づけられた明らかな事実です。

実際、腕相撲をするとき、相手の組んでいないほうの手の親指を折り曲げた状態で組み合うと、かなりの腕力差があっても負けることはありません。親指が押さえ込まれることで、相手は力を発揮することができなくなってしまうのです。

なぜ親指なのか、ということははっきりしていないのですが、実は足の親指についてはちょっとおもしろいエピソードがあるのでご紹介しましょう。

それは、チカンを防ぐなど自己防衛の方法を説いた本の中で、相手の動きを制するときは左足の親指を踏め、という教えがあるというものです。最初はたんに相手の動きを封じることが目的だと思われていたのですが、実際に試してみると、**左足の親指を踏まれると、うまく力が出せなくなることがわかったのです。**

でも、なかにはこの技があまり効かない人もいました。なぜ効かないのか疑問に思って調べてみると、この技が効かない人は左利きの人ばかりだったのです。

実は、手が右利きの人は左足が軸足で、左利きの人は右足が軸足なのです。つまりこの技は、相手の軸足の親指を封じれば相手の力をそぐことができる、ということを教えていたのです。これが「相手の左足の親指を」というかたちで伝わったのは、大多数の人が右利きだからだと考えられます。

そう考えると、「技の極意」といわれるものには、これと似たようなものがたくさんあります。たとえば、空手の達人は決して拳《こぶし》を固く握りません。軽く指を曲げる程度で相手に当てる瞬間だけ拳に力を込めます。ゴルフもクラブの握りは、親指で強く握るのはタブーだとされています。

おそらくこうしたことは、なぜかという理由はわからなくても、練習を繰り返すなかで、経験的に親指に力を入れてしまうと全身の力をうまく使うことができなくなると知った結果、語り伝えられてきたことなのだと思います。

このように、私たちの体はちょっとした動作であっても副交感神経を下げてしまうことがあるのです。

「笑顔でがんが治る」はあながち嘘ではない

手をぎゅっと握りしめると副交感神経は下がります。では、それとは反対に、ちょっとした動作で副交感神経を上げる方法はないのでしょうか？

実は、あります。しかも、それは誰でもできるとてもかんたんな「動作」です。

その動作とは、「笑い」です。

笑いなさいというと、大笑いをしなければ効果がないと思ってしまう人も多いのですが、必ずしもその必要はありません。ほんの少し微笑《ほほえ》むだけでも効果はあります。

私は実際にいろいろな表情をしたときの自律神経の状態を計測、比較するという実験をしましたが、その結果わかったのは、**心からの笑顔はもちろんのこと、たとえつくり笑顔であっても、口角を上げれば副交感神経は上がるということでした。**

理由は、これもまだ仮説なのですが、おそらくは、口角を上げるという動作が顔筋の緊張をほぐし、心身にリラクゼーション効果をもたらすのだと考えられます。

笑うと副交感神経が上がる、ということは、副交感神経が上がればリンパ球の活性が上がり、免疫力が高まることがわかっているわけですから、笑えば、たとえそれがつくり笑いだったとしても免疫力が上がる、ということになります。

最近、医療現場に「笑い」を取り入れる試みに取り組んでいるところがあります。笑顔になればがんが治るなんて、少しまえまではいかにもうさんくさく思われていましたが、自律神経から考えると、あながち効果のないことではないのです。実際、「笑い」によって、免疫力に対して重要な働きをもつNK細胞が活性化するということも証明されています。

笑顔と反対に、緊張を高め、副交感神経を下げてしまう表情が「しかめっ面」です。口角が下がり眉間にシワを寄せた「しかめっ面」は、顔筋の緊張を高めてしまうからです。

　仕事で疲れて家に帰ってきたときでも、かわいい子供の寝顔を見るとその日一日の疲れが吹っ飛ぶといいますが、それも、子供の寝顔を見たときに自然と笑顔になっているからなのです。

　そんな「笑顔」の力の素晴らしい可能性を見せてくれたのが、二〇〇九年の全英オープンで見事な準優勝を果たしたトム・ワトソンでした。

　当時トム・ワトソンは還暦目前の五九歳。現役寿命がほかのスポーツより長いゴルフでも、この年齢の選手が優勝争いに絡むのは希有《けう》なことでした。そのときのトム・ワトソンで印象に残ったのが、彼の「笑顔」でした。

それまで全英オープンのようなビッグマッチで、終始笑顔を絶やさずプレーをする選手を私は見たことがありませんでした。いつもはミスショットをしてもそれを受け入れてニコニコしているのが持ち味の選手でも、大きな大会になると一つひとつのショットの良し悪しに一喜一憂してしまうのがふつうです。ところがトム・ワトソンは、ツアーのあいだじゅう、どんなときもニコニコしながらゴルフをしていました。彼の目を見張る活躍は、笑顔が副交感神経を高く維持していた結果といっていいでしょう。

でも、彼はなぜあの緊張感のなか、笑顔でいられたのでしょう。

トム・ワトソンはあるインタビューで次のように語っています。

「私が座右の銘にしているのは、ウォルター・ヘーゲンの言葉なんだ。彼は生前、こういっている。〝どんなに緊迫した勝負の場面でも、もしフェアウェイに花が咲いていたら足を止め、その芳しい香りを楽しみなさい〟とね。これを実践していたら、生き方に余裕が出てきたよ」

理想はトム・ワトソンのようにどんなときも心に余裕を持つことでしょう。そうすれば自然な微笑みを持つことができるからです。

でも、すぐにそんな境地になれなくてもだいじょうぶです。なぜなら、心の底から楽しいと思えなくても、口角をちょっと上げて笑顔をつくれば、それだけでも副交感神経は上がってくれるからです。

みなさんもぜひ、「あっ、口角が下がっている」と思ったら、意識的に口角を上げるようにしてください。口角を上げれば緊張が解け、副交感神経が上がります。副交感神経が上がれば、全身がリラックスし、心にも余裕が生まれます。

健康を維持するためにも、パフォーマンスを出すためにも、そして人生を楽しむためにも「人生、笑うが勝ち」ということです。

●医者が笑顔だと患者の治りも早くなる

医師という立場で患者さんと接していると、もう一つの「笑顔」の力を痛感させられます。なぜなら、医師が笑顔でいるかいないかで、患者さんの治りが早くなったり遅くなったりするからです。

医者は病気を治療するのが仕事なのだから、表情なんかどうでもいいという考え方を持つ医師もなかにはいますが、それははっきりいって間違いです。人の体は機械ではありません。対峙《たいじ》する人の影響を無意識だったとしても、必ず受けています。笑顔で接すれば相手も笑顔になり、深刻な表情で接すれば相手も深刻な気持ちになります。

そして、**表情が変われば自律神経のバランスが変わり、自律神経のバランスが変われば血行や免疫力が変化するのですから、当然治るスピードも変わっていきます。**

つまり、医師が笑顔で接すると、患者さんも笑顔になり、結果的に治癒力が高くなるので治りも早くなるということです。

そもそも病院に来る人というのは、大なり小なりみなさん何かしらの不安を抱えています。不安を抱えていれば、当然、表情は固くなります。医師が最初にするべき大切な仕事は、そうした患者さんの不安を取り除いてあげることだといっても過言ではないでしょう。

笑顔で接するというのは、相手の不安を取り除くことにつながります。ですから、笑顔で接するということは、医者が患者さんの副交感神経を上げるもっともよい方法の一つといえるのです。

深刻な顔をして診察室に入ってきた患者さんが、笑顔になって帰って行く。それができればその日の治療はもう成功したようなものです。実際、軽い疾患であれば、不安が取り除かれるだけで患者さんの状態はどんどんよくなっていきます。

あの人と会うと元気がもらえるような気がする、という人が誰にでも何人かはいるはずです。あなたにもきっとそういう人がいることでしょう。

では、その人の顔を思い浮かべてみてください。

その人の顔はあなたのイメージのなかで「笑顔」をしているはずです。そして、その人をイメージしたあなた自身も口角が上がっているはずです。

つまり、その人に会うと元気になるというのは、その人の笑顔があなた自身を笑顔にすることによって、あなたの副交感神経が上がり、元気を引き出していたのです。

ちなみに、二〇〇九年の全英オープンのとき、トム・ワトソンはインタビューに答えて、「三日目の一三番ホールのフェアウェイを歩いているとき、私はブルース（長年彼のキャディを務め、二〇〇四年に難病・筋萎縮性側索硬化症で亡くなったブルース・エドワーズ）のことを思い出していました」と語っています。

トム・ワトソンにあの笑顔をもたらしていたのは、天国のキャディだったのです。

●怒れば怒るほど血液はドロドロになる

笑顔が副交感神経を上げ、自律神経のバランスを整える体にいい習慣だとすると、反対に交感神経を過剰に高め、自律神経のバランスを崩してしまう最悪の習慣は「怒り」です。

みなさんは、自分が怒っているとき、体の中でどのようなことが起きているかご存じでしょうか？

よく「怒りに身を震わせる」といいますが、実際、あまり怒ると手や体が震えてくることがあります。さらにひどくなると倒れてしまう人すらいます。

こうした状態になるのは、交感神経が過剰に緊張し、血管が収縮してしまうからです。第2章でも述べましたが、血管が収縮すると血球破壊が生じるので、血液はドロドロになっていきます。**つまり、怒れば怒るほど体内では血液がドロドロに汚れていくのです。**

血液が汚れると末梢血管の血流が悪くなります。この血流の悪化が、震えや失神の原因です。

これだけでも充分、体に悪いのですが、怒ることが体に与えるダメージはほかにもあります。それはホルモン調整機能が低下してしまうことです。

交感神経が活発になると、体をアクティブにするため、さまざまなホルモンが分泌されます。興奮物質としてもよく知られているドーパミンやエピネフリンなどはその代表です。

交感神経が高くなればなるほどこうしたホルモンが分泌されるのですが、ホルモンの出すぎは体にとってとても大きな危険をはらんでいます。なぜなら、こうしたホルモンには「フィードバック機能」が備わっており、あまり出すぎるとその反動で必要なときにホルモンが出なくなってしまうからです。

原因は必ずしも怒りだけではありませんが、ホルモンの調整機能が低下し、ドーパミンの分泌が不足し、それが過度になった状態がパーキンソン病です。

ですから、怒りっぽい人というのは、自分で自分の寿命を縮めているようなものなのです。

でも、「怒らないほうがいいということはわかっている。わかっていても、腹が立つものはしかたないだろう」というのが怒りっぽい人の正直な気持ちではないでしょうか。

その気持ち、とてもよくわかります。

なぜなら、数年まえまで私も毎日のように怒っていた「怒りっぽい人」そのものだったからです。

病院ではスタッフのミスに対して怒り、車を運転していれば、前に割り込んできた車に対して怒鳴る。自分でも不快でしたが、腹が立つのですからしかたありません。ですから当時の私は、「頼むからおれを怒らせないでくれ」と毎日のように思っていました。自分が怒るのは相手に落ち度があるからなのだから、相手が悪いと思っていたのです。

愚痴をいわず、弱音を吐かず、笑顔で努力する

ところが、ある人物との出会いが、そんな私の考えを一変させました。

その人物とは、現在、私のチームの一人として自律神経の研究をしている雪下岳彦君です。

私が彼と最初に出会ったのは、彼が順天堂の大学生のときでした。関東有数の進学校から順天堂の医学部に入った彼は、大学でも成績はトップクラス、ラグビー部でも活躍する勉強も運動も人より秀でた学生でした。

彼が大学六年生のとき、人生を変えるアクシデントが起きました。

これが学生最後というラグビーの試合でのことです。組んでいたスクラムが崩れ、下敷きになった雪下君は頸椎《けいつい》骨折という大けがを負ってしまったのです。

いまにして思えば、このような不幸な事故が起きてしまったのも自律神経のバランスの乱れが原因だったといえます。でも、当時の私には事故を予見し、防止策をアドバイスするほどの知識はありませんでした。

その試合はトーナメントの準決勝、ただでさえ真夏の過密日程が疲労を蓄積させていました。それでも一本目のスクラムはいいできでした。しかし、皮肉なもので一本目がいいできだったことが、選手たちの心に「油断」を生み出してしまいました。要はなめてしまったのです。

私も学生時代、やはりラグビーの試合中に足に大けがを負ったことがありますが、そのときの原因も油断でした。スポーツでは一瞬の油断が大きなケガを招くとよくいいますが、まさにそのとおりです。なぜなら、油断は自律神経の乱れを招き、自律神経のバランスが崩れると、ちょっとした反応にも体が対応できなくなってしまうからです。

一瞬の油断の代償はとてつもなく大きなものになってしまいました。頸椎骨折で脊髄を損傷した雪下君は、その後一年間は人工呼吸器をつけなければ生きていられないという壮絶な闘病生活を送り、なんとか自発呼吸が戻ったあとも、首から下は完全に麻痺し、動かせなくなってしまったからです。

救いは、素晴らしい女性との出会いがあり、一人では日常生活を送れない彼が人生の伴侶を得たことと、彼が人生をあきらめずに勉強を続けたことでした。

私がそんな彼に、うちの大学院で勉強しないかと声をかけたのは、私が教授に就任したときでした。

もともと外科のなかでも腸管や肝臓を専門としていた私は、以前からそうした臓器の動きをコントロールしている自律神経の研究をしたいと思っていました。プロスポーツ選手に好不調があるのは、自律神経が関係しているという仮説も持っていました。

また、自律神経という分野は、その重要性が叫ばれながらも、それがどのような力を秘めているのか、まだ明確な答えが見つかっていないやりがいのある分野でもありました。

しかし、本格的な研究がなされていない自律神経の研究を進めるには優秀な人材が必要でした。そこで、雪下君にいっしょに研究してみないかと声をかけたのです。

医学の勉強を続けながらも、体が動かなくなってしまった時点で、臨床医になる道が閉ざされていた彼は、私とともに自律神経の研究を行うことを決心しました。

研究なら方法はあるというものの、それも決して楽な道ではありません。なにしろデータを整理するのも、論文を書くのも、パソコンのキーボードを一字ずつ、口を使って打ち込んでいかなければならないのですから気の遠くなるような話です。

でも彼は、人並み外れた努力でそれを成し遂げていきました。

そんな彼を見ているうちに、私は自分が恥ずかしくなってしまいました。なぜなら、彼はひと言の愚痴もいわず、弱音も吐かず、それどころかつねに笑顔でその人並み外れた努力をしつづけていたからです。

彼のように健康だった人が人生の途中で障害を負った場合、その苦しみを乗り越えるのはどれほどつらいことか、想像するにあまりあります。

もしも私が彼の立場だったら、周囲に怒鳴り散らし、それでも乗り越えられずに発狂していたかもしれない――、そう思ったとき、私は彼がなぜこれほど穏やかにしていられるのか、その秘密を知りたくなりました。

●あせったときほど、ゆっくり早く、動きなさい

それからというもの、腹を立てて怒鳴り散らしたあとに、雪下君と会ったり話したりすると、自分がいかに愚かなことをしているのか反省するようになりました。

なぜなら、雪下君の感情コントロールは完璧だったからです。

彼はどんなときでも、誰に対しても、つねに微笑みをたたえていました。声を荒らげることもありません。首から下が動かないという究極のストレスのなかで、これほど完璧に感情をコントロールしている彼は、私にはまさに「不可能を可能にした」奇跡的な人間に見えました。

私は五体満足で、やろうと思えば自分で何でもできます。なのに、彼のように自分の感情をコントロールすることができないでいる。

もちろん、彼だって事故の当初からこれほど穏やかな笑顔ができたわけで

はなかったはずです。泣いて苦しんで、自殺したいと思ったこともあったかもしれません。でも、首から下がまったく動かない彼には、自力で死ぬことすらできないのです。

そんななかで彼はどのようにして感情をコントロールする方法を身につけたのか。

何かあるはずだと思って観察していると、あることに気づきました。それは、彼がよく笑っていることと、ゆっくり、すごく穏やかに話している、ということでした。

私は、この微笑みとゆっくりした口調こそが、あの極限状態のなかで、ふつうならあり得ない「余裕」を彼にもたらし、感情のコントロールを可能にしているのではないかと思い、早速、まねをしてみることにしました。

とはいえ、もともと早口で怒りっぽい私のことです、すぐに雪下君のようにニコニコ、ゆっくりになれたわけではありません。それでも忙しくてイラついたときなどに「あっ、いけない、いけない、にっこり、ゆっくり」と意識することが増えていきました。

こうして笑顔でゆっくり話すことが身についてくると、物事がスムーズに進んでいくようになったのには正直驚きました。

たとえば、患者さんが大勢待っているときに、スタッフが些細なミスをしたとしましょう。

以前の私なら間違いなく、その瞬間に「何をやっているんだ、気をつけろ！」と声を荒らげていました。その結果、場の空気は凍りつき、怒鳴った私の気分も悪くなります。当然ですが、そんな空気のなかでは、誰もいい仕事なんてできるわけがありません。

それがゆっくりしゃべるようにしただけで、相手も自分も冷静に話ができるようになるのですから不思議でした。そして、冷静に話ができるようになると腹が立つことも、イライラすることも少なくなるので、自分自身、とても気分がいいのです。

こうしたことを何度も経験するうちに、一人で車を運転していてイラついたときの対応も変わっていきました。

イラついているなと感じたときや、あせっているときほど「ゆっくり」運転することを心がけるようになっていったのです。これは、意識的にゆっくり話すと冷静になるのと同じで、運転もゆっくり運転することで冷静な判断ができるようになるとわかったからでした。実際、あせったときほど、ゆっくり運転すると、結果的に早く目的地に着くことができるのです。

ゆっくり話したほうが物事がスムーズにいく——。

ゆっくり走ったほうが早く着く——。

「ゆっくり」を意識し、ゆっくり呼吸し、ゆっくり動き、ゆっくり生きる。そうすると、すべてがよい方向にチェンジしていくのではないか。

「はじめに」で書いた、「ゆっくり」という言葉の深い意味を、私はこうしてつかんだのでした。

自律神経の研究を始めていた私は、「ゆっくり」が自律神経にどのような変化をもたらすのか、その変化がどのような結果をもたらすのかを検証し、やっと「ゆっくり早く」の本当の意味にたどり着くことができたのです。

ゆっくり話したり、ゆっくり動いたり、ゆっくり運転したりする最大の効果は「呼吸がゆっくりになる」ことでした。

ゆっくりとした深い呼吸は、副交感神経を高め、自律神経のバランスを整えます。怒ったり、イライラしたり、あせっていたり、興奮したりしているときは交感神経が過剰に優位になっているので、呼吸は浅くなります。そうしたときに怒鳴れば、さらに交感神経が刺激され、自律神経のバランスはより悪化してしまいます。**「地に足がついた状態」とは、まさに自律神経が安定した状態を指すのです。**

雪下君は、苦しい闘病生活のなかで、自分の体に残された数少ない自分の意思でコントロールできる動き、つまり「顔の表情」と「話し方」を変えていくことで、心と体をコントロールする術をつかみとったのだと思います。

つまり彼は、私が自律神経の研究に誘ったときにはすでに、そのメカニズムは知らなくても、自律神経のコントロール方法をマスターした「自律神経の達人」だったというわけです。

●怒りの八〇%はただの自己満足にすぎない

怒りを感じても、声を荒らげず冷静に対処できるようになると、自分がそれまで行っていた「怒り方」が、本当は自己満足のためのものであったことに気がつきました。

「おまえのためを思って怒っているんだ」という人がいますが(——まあ、私もかつてはそう思っていた一人ですが)、本当に心から相手のためを思って怒ることができているのは親が子供を叱るときぐらいです。

そうしたときの怒り方は、決して人を傷つけることはありません。実際、優れた教育者は人を導くときに決して怒鳴りつけるようなことはしません。厳しい言葉を使っていても、それは叱責というより優しく諭すような口調で語られます。

相手に、自分の何が悪かったのかを理解させることが目的だからです。

特別な場合の怒りは別ですが、私たちが日常生活のなかで感じる「怒り」に関していえば、人前で怒鳴りつけるような怒り方をするのは、怒るほうの「自己満足」にすぎないのです。

人前で怒らなければならない理由などどこにもありません。もし本当に相手のためを思うなら、ほかの人のいない別室に呼んで怒ればいいのです。人前で怒るというのは、怒っている自分を、あるいは怒られている相手を周囲の人たちに見せつけているだけです。そんなことをしてもいいことは何もありません。

相手が素直に反省できないのはもちろんですが、怒った自分自身もスッキリするどころか、不快な気分になるだけです。

しかも、この不快さは、その場だけでなく長く尾を引くことになります。

怒る人は、怒りをすぐに発散してしまうので引きずらなくていいとよくいわれますが、それは嘘です。人一倍怒っていた私がいうのですから間違いありません。たしかに、怒ったその瞬間はストレスが発散されるのでスッキリしたような気がするのですが、実際にはその後、揺り戻しのように不快な感情が戻ってきます。しかもその不快感は何時間も続くのです。

実際、当時はよく妻にこういわれていました。

「怒るとあなたも嫌な気持ちがするでしょ。あそこで怒らないで我慢していれば、その場だけのことですんだのに。なまじ怒ってしまうから、まわりの人も不快にするし、あなた自身も、そうやって嫌な気持ちになってしまうのよ」

そして、そういわれるたびに、たしかに不快な気持ちを引きずっていた私は「あんなに怒るんじゃなかった」と、後悔していました。

それでも、怒りを抑えることはなかなかできませんでした。植木等の「スーダラ節」という歌に「わかっちゃいるけどやめられない」というフレーズがありますが、まさにそんな心境でした。

頭ではわかっていても、自律神経のバランスが崩れてしまうと、冷静さも判断力も低下するので、感情の抑えが利かなくなってしまうのです。そのため、怒鳴らずゆっくり話さなければと思っていても、感情を抑えてゆっくり話すということがなかなかできませんでした。

私のような怒りっぽい人間が怒らなくなるためには、もう一つステップが必要でした。それは、自分の行動を客観的に見直すという作業。つまり、**怒ってしまったあとに、そのときの自分を分析するのです。**

怒った原因は何か、自分のとった行動は問題解決になったのか、ならなかったとしたらどうすればよかったのか。

こうした自己分析と状況判断を何度か繰り返していると、怒ることが悪い結果しか招かないことが、頭で理解するだけでなく、心から納得できるようになります。

ここまで来れば、あと一歩です。

次にするのは、「明日は絶対に怒鳴らないぞ」というように目標を設定することです。こうした具体的な目標が立っていると、カッときて怒鳴ってしまったとしても、「あっ、いま、おれ怒鳴っちゃった。こりゃあ交感神経が過剰に高くなっているな」というように、そのときの自分の状態を客観視することができるようになります。

これがとても重要なのです。

なぜなら、人は自分がいまどのような状態にあるのか認識できると、その瞬間に交感神経が下がるからです。

たとえば、友達と時間を忘れて飲んで騒いで盛り上がっているようなときでも、誰かが「もうすぐ終電だよ」といった瞬間に、一気に現実に引き戻されテンションが下がってしまうということがあります。これも、自分の置かれている状況を認識したことによって、興奮していた交感神経が低下した結果です。

でも、こうした自己分析、状況分析は、あらかじめ予想していないとなかなかできません。

だから、「絶対に怒鳴らないぞ」とか、「怒ってもゆっくり話すぞ」というようにあらかじめ目標設定をして、「気をつける意識」を持っておくことが大切なのです。

●自律神経のバランスを整える日記の活用法

私の場合、日記をつける習慣があったことが、この自己分析と目標設定にとても役立ったので、日記の活用法も少しご紹介しましょう。

日記を書くなんて面倒くさいと思うかもしれませんが、私の書き方はとてもかんたんなので誰でも続けることができると思います。

書くことは次の三つだけだからです。

①　その日いちばん失敗したこと
②　その日いちばん感動したこと
③　明日の目標

これらも長々と書く必要はありません。ちなみに私は、一冊で三年分の日記が書ける三年連用日記帳を愛用しています。これだと一日分のスペースがもともと少ないので、気軽に書けます。

まず最初に書くのは、「失敗したこと」です。**なぜ失敗したことから書くのかというと、自分のしたことのなかで、いちばん冷静に判断しなければならないのが失敗だからです。**冷静に自分の失敗を反省したら、次は、失敗したことはきれいさっぱり忘れて、その日いちばん感動したことを書きます。

実はこの書き方は、いまから一五年ほどまえ、私がアイルランドで医師として働いていたときに、同僚の医師から日記を書くことを勧められて教えてもらったものです。

なぜこの順番で書くのかと私がたずねると、彼は笑顔でこう答えてくれました。

「最初に失敗を書くのは、医師として謙虚さを忘れないためで、最後にいいことを書くのは、それがどんな失敗であっても、また明日からがんばるぞ、という気持ちを失わないため」

日本人の医師は、勉強ノートのようなかたちで失敗や反省点を書きつづる人が多いのですが、ヨーロッパの医師の多くは、うまくいったことや感動したこともいっしょにノートに書いているのだそうです。彼はモチベーションを維持するためには、絶対に感動したことも書いたほうがいいといっていました。

そのときは「そんなものかなぁ」と半信半疑でしたが、実際やってみるとたしかに彼のいうとおりでした。試しに順番を替えてみたことがあるのですが、失敗したことをあとで書くと、どうしても翌日に暗い気持ちを引きずってしまうので、翌日のモチベーションが下がってしまいました。

失敗したことと感動したことのあとに、明日の目標を書くのは、自律神経の研究をするようになってから私が考えた工夫です。目標を立てるとゴールが明確になるので、すべきことを意識しやすくなります。そして、やるべきことが明確になると不安が消え、心に「余裕」が生まれます。

自律神経を安定させるためにいちばん欲しいのは実はこの「余裕」なので、目標はどんなものでもかまいません。**でも、最初のうちは、できるだけ達成しやすいかんたんな目標を立てることをお勧めします。たとえば、「明日は三食きちんと食べよう」というのでもいいのです。**

私も怒らないようにするという大きな目標はひとまず置いておいて、まずは目の前のかんたんな目標を達成させることに力を注ぎました。

人間というのはおもしろいもので、かんたんな目標を達成したという安心感がさらなる心の余裕をもたらしてくれるので、一気に大きな目標を達成させようとするより、結果的に早く目標達成ができるのです。

これも一つの「ゆっくり早く」といえるのかもしれません。

私はこの日記帳を枕元に置き、毎晩寝る前に書いています。書く場所とタイミングを決めておくと、朝の歯みがきのように生活習慣の一部にすることができるからです。

いつ書くのか、何を書くのかが決まっていれば、日記は決して面倒なものではありません。ぜひみなさんも日記を自律神経の安定のために活用してみてください。

●心に余裕をもたらす魔法の言葉「アフターユー」

日本人は、外国の人たちから勤勉な民族だとよくいわれます。

「勤勉」という言葉は日本人にとってはある種のほめ言葉なので嫌な気はしませんが、これは視点を変えると「余裕に欠ける」といえないこともありません。

私がそう感じたのは、大学院を卒業して、ロンドンの病院で働いていたときのことでした。

イギリスに、午後にお茶を楽しむ文化があることは有名です。

日本にも「三時のお茶」はありますが、病院のような職場で三時だからみんなでお茶を飲もうなどということはまずありません。でもイギリスでは、どんな職場でも三時頃になると必ずみんなでお茶を飲みます。もちろん、私が働いていた病院でもそうでした。

ところが、せっかくなので私も参加しようとしたところ、ほかのドクターたちから「君は日本人だからそういう文化は持ち合わせていないんだろ。仕事をしたければ、無理に僕たちに合わせなくてもいいよ」といわれてしまったのです。

おそらく、私のまえにいた何人かの日本人医師が、彼らのお茶の誘いを「日本にはそういう文化がないから」と断って、時間を惜しむように勤勉に仕事をしていたのでしょう。

お茶も飲まず働いていた日本人のドクターは、まじめで勤勉ないい人だったのだと思います。

でも、ちょっと余裕に欠けると思いませんか?

これまで私は、本書の中で自律神経のバランスをとるための方法をいろいろと述べてきました。もちろんそれらは、どれも自信を持ってお勧めできるものばかりですが、どんなに自律神経のバランスを整えるのにいい行動をとったとしても、心に不安や恐怖、悩みや苛立ちなど、大きな精神的ストレスを抱えているとその効果は半減してしまいます。

かといって、まったくストレスがないのがいいのかというと、そういうわけでもありません。

実は、もっとも体によいのは、適度なストレスと適度な余裕を同時に併せ持つことなのです。

仕事でもスポーツでも、なめてかかると大けがをします。パフォーマンスを出すためには、多少の恐れや不安を背景にした適度な緊張が必要です。でも、その恐れや不安に負けてしまったら結果は出せません。

つまり、緊張と余裕のバランスが大切なのです。というのも、このバランスが、そのまま交感神経と副交感神経のバランスに反映されるからです。

日本人のほとんどが交感神経過緊張型ですが、それは町ゆく人々を見れば一目瞭然です。

日本人はみな、いつも大急ぎで歩いています。駅ではエスカレーターを急ぎ足で上り、一台でも早い電車に乗ろうと駆け込みます。ドアにさしかかってもまわりを見る余裕のある人はいません。みんなまわりを見ることなく、一分一秒を争うかのように急いで歩いていきます。

こんな交感神経ばかりを刺激する生活をしていたのでは、自律神経のバランスはいつまでたってもよくなるはずがありません。

そこで私が日本人であるみなさんにとくに提案したいのが、心に余裕をもたらす魔法の言葉を、できるだけ多く日常生活のなかで使っていただくことです。

その魔法の言葉とは、イギリスでの生活のなかで、もっとも強く私の印象に残った言葉、「アフターユー（After you.）」です。

これは日本語にすると「お先にどうぞ」という意味の言葉です。

日本でも「お先にどうぞ」と道を譲られることがないわけではありませんが、イギリスでは日本人からは想像がつかないほど、さまざまなシーンでこの言葉がとてもよく使われています。

たとえば、ドアにさしかかったとき、人が歩いてきているのが見えたら、イギリスでは誰もがドアを開けてその人を待っていてくれます。そしてにっこり笑って「アフターユー」といってくれるのです。

日本にはない習慣なので最初は戸惑いましたが、「アフターユー」と笑顔でいわれたとき、とても幸せな気持ちになりました。

なぜ幸せな気持ちになったのか、当時はわかりませんでしたが、いまの私にはわかります。「アフターユー」という言葉にともなう行動と笑顔に接することで、私自身の副交感神経が上がったからだったのです。

先日、あるホテルのエレベーターに乗ったとき、すてきな光景に出会いました。

そのエレベーターに乗り合わせたのは全部で四人、外国人の男性と六歳ぐらいのその息子、そして一人の女性と私です。

エレベーターが一階に着き、ドアが開いたとき、男の子が真っ先に飛び出そうとしました。するとその瞬間、外国人の男性は息子を捕まえて、「レディファースト」といい、乗り合わせた女性に笑顔で「アフターユー」といったのです。

女性も素晴らしい笑顔と会釈で「ありがとう」といいました。

きっと彼女は、その日一日を幸せな気持ちで過ごしたことでしょう。

でも、幸せな気持ちになったのは、彼女だけではありませんでした。それを見ていた私も、その日はとてもハッピーな気持ちで過ごすことができたからです。

「アフターユー」という言葉は、心に余裕がなければ使えません。相手のために待ったり、先を譲ったりするには、心に余裕が必要だからです。心に余裕があるとき、その人は幸せです。

つまり、**その外国人の「アフターユー」というひと言は、少なくとも、いった本人と、いわれた女性、そしてそれを見ていた私の、三人を幸せにしたわけです。**

「アフターユー」が魔法の言葉だといった意味がおわかりいただけたでしょうか。

もし、潜在能力の高い日本人が、この「アフターユー」の精神を身につけることができたら——、日本は間違いなく大きく変わると思います。

●自律神経のバランスはなぜかまわりに伝染する

自律神経のバランスはとても不思議な力を持っています。

バランスがいい人は、その人本人にとっていいだけでなく、実は周囲にいる人たちにもいい影響を与えます。そして逆に、自律神経のバランスの悪い人は、その人にとって悪いだけでなく、周囲の人たちにも悪影響を及ぼしてしまいます。

つまり、自律神経のバランスは伝染する、ということです。

たとえば、野球の試合では九回裏からの奇跡的な大逆転劇が見られることがありますが、あれは奇跡などではありません。いいヒットを打った一人の自律神経のバランスが、次々と打者に連鎖されていった結果です。

こうしたいい伝染が起きる反面、負の連鎖が起きることもあります。野球でもやはり、一人がエラーしたら、ほかの選手も次々とエラーをしてしまうということがあります。

よくも悪くも、組織やチームではこうした自律神経の伝染が起きています。ですから、組織のメンバーを選ぶときは、才能や勤勉さも大切ですが、それ以上に自律神経のバランスのよい人を選ぶことが大切です。実際、組織の中に一人、自律神経のバランスのいい人がいると、その組織全体のパフォーマンスが向上します。

私の病院のナースにも、素晴らしくバランスのいい女性がいるのですが、彼女たちがいるかいないかで、病院内の空気が、まったく違ったものになります。

病院に来る患者さんというのは、痛みや不安、不調を抱えているので基本的に自律神経のバランスが乱れています。そのため病院の待合室というのは、自律神経の負の連鎖が起きやすく、どうしてもイライラした空気が漂いやすくなります。

ナースやドクターも、自分のペースを保てる程度の忙しさならいいのですが、あまりにも忙しい場合に、負の連鎖に引きずられてしまうことがあります。でも、そうしたときでも、そのナースがいてくれると、待合室の空気がよいものに一変してしまうのです。

さっきまで採血を嫌がっていた患者さんが素直に腕を差し出し、泣いていた子供が泣きやみ、イライラしていた私もほかのスタッフも、気がつくとみんな穏やかな口調になっているのです。

たった一人で負の連鎖を止めてしまう彼女たちの秘密は、「口調」です。穏やかな彼女たちの口調を聞いていると、怒ったりイライラしたりしている自分がばかばかしく思えてくるのです。そして無意識なのですが、自分も彼女たちのように穏やかに話すようになっていくのです。

二〇一〇年のサッカーワールドカップで日本は、決勝トーナメント進出という目を見張る活躍を果たしましたが、そこには岡田監督のある言葉の力が働いていたことを、代表選手の一人、松井大輔が語っていました。

その監督の言葉とは、「いま、日本が一つになるときが来た」というものです。

岡田監督は、この言葉を試合のまえに選手を集めていっていたそうです。そして松井選手は、その言葉がすごく心に響き、あの言葉があったから日本代表は一つになれた、と語っています。

岡田監督の言葉はいい言葉ですが、静かな、いってみればテンションを上げるような強い言葉ではありません。それでも選手の心に響いたということは、おそらく言い方、つまり「口調」の力だと思います。

私たちはいい音楽や美しい風景に接すると心が穏やかになります。これは、副交感神経が上がり、自律神経のバランスが整うからです。私は、口調にもこうしたいい音楽と同じ力があると思っています。

どのような言葉を使うか、言葉選びも大切ですが、それ以上にその言葉を

どのような口調で伝えるかが重要だということです。

「朱に交われば赤くなる」という諺がありますが、自律神経のバランスが伝染するということを考えれば、これは実に的を射た格言だといえます。

人は、人との関わりのなかで生きています。

どのような人といっしょにいるかで、自律神経のバランスは、よくも悪くもなるのですから、できるだけ気持ちよく過ごせる人といっしょにいるように心がけると、自律神経のバランスも整いやすくなります。

●奇跡は「精一杯の努力」をしたときに起きる

あなたは落ち込んでいるとき、元気を出したいとき、誰に電話しますか?

私は、先にご紹介した雪下君に電話をします。

「やぁ、論文の調子はどう? 何か困っていることはない?」などと、彼を気遣っているような言い方で電話をするのですが、実をいえば、いつも助けてもらっているのは私のほうなのです。

彼との会話が素晴らしいのは、本人のモチベーションの高さもありますが、決して「できない」とか「不可能」だという言葉を彼が使わないことです。それに私は、そんな彼が、見えないところで人の何倍もの努力をしていることを知っています。

ですから、そんな雪下君と話していると、自分のなかにあった「疲れた」とか「面倒くさい」とか「たいへんだ」といった負の思いがすべて消え、それに代わってものすごくモチベーションが上がってくるのです。

何気ない話をしていただけなのに、電話を切ったときにはモチベーションが上がっている。そんな、私にとっての雪下君のような人があなたにもいれば、それはとても幸せなことです。その人はあなたにとって本当に大切にすべき人です。

人ではいないけれど、モチベーションの上がる「場所」ならある、という人もいるでしょう。

帰りがけに立ち寄ると翌日もがんばろうというエネルギーがわいてくるお気に入りのバー。疲れたときに行くと心が安らぐというカフェ。そこに行くといいアイデアが浮かぶので、つい足が向く近くの公園。これらは人ではないので、自律神経が伝染するのとは少し違いますが、体の中で起きていることは同じです。副交感神経が上がり、自律神経のバランスが自然と整うので気持ちよくやる気がわいてくるのです。

このように「人」や「場所」に助けてもらうことも時には必要ですが、もっとも理想的なのは、私は自分自身が「パワーバランスチーム」の一員になることだと思っています。

早稲田大学から日本ハムファイターズに進んだ斎藤佑樹投手は、大学最後の試合のあと、「斎藤は何か持ってるといわれつづけてきました。今日、何を持っているのか確信しました。それは、仲間です」といいましたが、本当にいい仲間というのは、お互いのモチベーションを高め合い、お互いの自律神経のバランスを整え合える関係だと思います。

お互いにお互いの自律神経のバランスを整え合えるチーム、これが「パワーバランスチーム」です。

でも、このチームの一員になるためには、ふだんから自分の自律神経を整え、みずからの力で周囲の人を幸せにしてあげられるようになることが必要です。

自分の力だけで自律神経を整えられるなら、なにもチームを組む必要などないのではないか、そう思う人もいるかもしれません。

でも、より高みを目指すならパワーバランスチームを持つことは絶対に必要です。

なぜなら、「奇跡」は絶対に一人では起こせないからです。

スポーツの世界では、観客を味方につけることが勝つための必須条件だといわれています。実際、野球もサッカーもホームチームのほうが、勝率は高くなります。

おもしろいのは、あの不倫事件でマスコミで騒がれて以来、タイガー・ウッズが勝てなくなっていることです。

たしかにいろいろなことがあって、タイガー・ウッズの自律神経のバランスが悪くなったことは事実でしょう。でも、マスコミに取り上げられるまえから、タイガーはプライベートで揉《も》めており、決して自律神経のバランスが整っていたとはいえない状態にありました。

それでも彼がツアーで優勝できていたのは、多くの人が「タイガー、勝ってくれ」と思っていたからです。

人の思いが自律神経にどのように影響するのか、これはまだこれからの研究課題ですが、自律神経のバランスの良し悪しが周囲の人に伝染するように、人の思いもまたその人の自律神経に働きかけ、潜在能力、または潜在能力以上のものを引き出すのではないかと私は思っています。

医療の現場ではときどき「奇跡」としかいいようのないことが起きます。

奇跡のメカニズムはわかりませんが、そこには必ず多くの人の努力と思いが介在しています。**お互いがお互いを思い、お互いがお互いのバランスを整え合う、そんな環境のなかで精一杯の努力をしたとき、「奇跡」は起きるのではないかと思っています。**

私はまだ雪下君に助けられたり、ナースに助けられたりすることのほうが多い日々を過ごしていますが、大切な彼らの助けとなれる自分でもありたいと思って、自律神経のバランスを整える努力を日々続けているところです。

あなたにとって本当に大切な仲間は誰ですか？

その人たちにとってもあなたは大切な仲間ですか？

あなたが自律神経のバランスを整える努力をすることは、あなただけでなく、あなたの大切な人をも幸せにすることだということを、ぜひ覚えておいてください。

●自律神経をコントロールできれば、人生もコントロールできる

もし、自分のケアレスミスに対して「しかたがない」といえたなら、この本を書くことはなかったかもしれません。

でも、幸か不幸か、私の仕事はケアレスミスが「しかたがない」というひと言ではすまされないものでした。当時、私が担当していたのは外科、それも小児外科だったからです。

小児の手術は、極度の緊張のなかで高い集中力が要求される、とても厳しいものです。たとえば、血管の縫合ひとつとっても、細い血管を、ルーペを使って髪の毛より細い糸で縫わなければならないのです。どんなに些細なミ

スでもそれは命の危機に直結しますし、その子の一生を左右してしまうからです。

外科の手術は患者さんにとっては一回限り、「次の機会」のない厳しい世界なのです。命を預かるプレッシャーも半端なものではありません。つまり、過度の緊張のなかで、能力を最大限に発揮することがつねに求められる仕事だったのです。

そんな厳しい世界にも、つねにその能力を発揮し、「名医」と呼ばれる外科医がいます。私の先輩にも、そうした素晴らしいドクターがいました。彼と手術室に入るたびに、どうしたら自分も安定して能力を発揮することができるようになるのだろう、と私は思っていました。

そして彼の行動から、つねに実力を出せるようになるためのヒントを二つ見つけました。

一つは、手術まえの勉強量の多さです。

一流の外科医は、一つの手術のまえに行う準備がふつうのドクターとは格段に違います。

わかりやすい例を挙げれば、ごくふつうの外科医が教科書を一冊読んでから手術に入るとしたら、一流の外科医は一〇冊の本を読んでから手術に臨んでいます。

これはすぐにまねすることができました。

たしかに、この方法には素晴らしい効果がありました。

勉強量の差が、手術のときに「余裕」の差となって現れたのです。一〇冊の本を読んでから臨むと、多くの症例を勉強しているので、自分はどんなことが起きても対処法がわかっているという「心の余裕」が生まれます。この「余裕」が「安心感」につながるので、緊張はあっても「あせり」が消えるのです。

でも、ここでいう「勉強」はスポーツでいえば「練習」と同じです。

どんなに練習しても実力が発揮できないことがあるように、勉強は絶対に必要ですが、それだけでは充分とはいえませんでした。

そんなとき、私の心に引っかかるある言葉がありました。これが、もう一つのヒントです。

それは、その名医といわれていた恩師の外科医がよく使っていた「ゆっくり、早く」という言葉でした。

正確で適切な処置が求められる外科手術で、その恩師は、私たち若手の医師たちに「ここ、糸を結んでおいて。ゆっくり早くね」という指示をよくしていたのです。

その恩師が使う「ゆっくり、早く」という矛盾する言葉に、彼が名医といわれる秘密があるのではないか——、そういう予測はできたのですが、私にはこの言葉が持つ意味が長いあいだ、わかりませんでした。

あれから二〇年――。

現在、私は大学病院において臨床医として患者さんの治療を行いながら、大学院で自律神経の研究の最前線にいます。

尊敬する恩師が教えてくれた「ゆっくり、早く」が、まさか生涯の研究テーマとなった自律神経の世界に通じる扉であったとは、いまになって思うと、あらためて感慨深いものがあります。

なぜ、「自律神経のバランスを整えること」が心にも体にもいいのか。

なぜ、「副交感神経を上げること」が大切なのか。

「自律神経をコントロールすることは人生をコントロールすることにつながる」ということを、あなたのまわりにいる「大切な人」にぜひ伝えてほしいと思います。

おわりに

二〇一一年三月、国内記録史上最大といわれる大地震が東北・関東地方を襲ったとき、私は都内にある大学の研究室にいました。

初めはいつもと同じような地震かと思っていたところが、あまりに揺れが大きく、立っているのもままならない状態だったので、急いで建物の外に出ました。同じように外に出てきたまわりの人たちと顔を見合わせて、ようやくわずかながら冷静さを取り戻した感覚がいまも鮮明に残っています。

よく、大学の講義などでリスクについて話をするのですが、人が失敗を犯しやすい条件として、「自信がないとき」「予期せぬことが起こったとき」「環境が悪いとき」「体調が悪いとき」という四つの状況を挙げます。そして、これらの根本に共通してあるのが「不安」の感情です。

今回の地震を通して多くの人々が味わい、また、一種のパニック状態を引き起こす原因となったのも、「予期せぬこと」が招いた「不安」という要素にほかなりません。

人は、心が不安にさらされると、まわりのものがまともに見えなくなり、冷静な判断ができなくなります。それが、意図を欠いた行動や不用意なミスにつながります。これはなにも地震直後に限ったことではなく、自分の身の安全が確認できていても、家族や家、将来に対する不安から、平常心を失いやすい状況が続くということです。

不安とは、交感神経だけが高ぶって副交感神経が一切働いていないという、自律神経のバランスが極めて乱れた状態です。これは反対にいえば、自律神経がバランスを失うということが、すなわち平常心を失うということを意味します。

今回の出来事は、人が「平常心」というたった三文字の状態を維持することがいかに大事か、ひいては自律神経を安定した状態に保つことがいかに重要かを、身をもって痛感する経験となりました。

地震後の被災地の状況を見ていると、子供や高齢者の方ほど元気にふるまっている様子に気づきます。これは、自律神経のバランスがよい子供のほうが環境に容易に順応できたり、第二次世界大戦という非常事態をすでに一度経験している高齢者の方ほど平常心を保ちやすかったりすることと、決して無関係ではないと思います。なぜなら「若さ」と「経験」は、自律神経を安定させる大きな要因だからです。

日本には「備えあれば憂いなし」という諺がありますが、私は今回の地震の影響を目の当たりにして、この「備え」とは、たんなるモノやお金のことをいっているのではないのではないか、ということを強く感じました。

いざ非常事態に直面すれば、カップ麺やティッシュペーパーやガソリンといった物資をいくら手元に備えていたとしても、ほとんど役に立ちません。

水や電気のない状態でどうやって調理するのか、道がまともに走れない状態でどうやって車を動かすのか。ましてや平常心を失っているともなれば、次に自分がどうすべきか、的確な判断を下せるはずがありません。

そう考えると、本当に必要な「備え」とは、まさしく平常心そのものだといえるのではないでしょうか。

先に述べたような子供や高齢者の方の例を別にすれば、自律神経の安定を取り戻すためにいちばん有効な方法は、本書でも繰り返しお伝えしてきた「ゆっくり」を心がけることです。

とにかく、まず、立ち止まる。

そして、ゆっくりと深呼吸する。

ゆっくりと深呼吸すれば、副交感神経が上がり、心臓の拍動が落ち着いてきます。すると、血流がよくなり、脳の活動が高まって的確な判断ができるようになります。

つまり、意識的にゆっくりと深呼吸することによって、「体の危機管理システム」である自律神経の機能が安定し、さまざまな状況の変化にも落ち着いて対処できるようになるのです。

私が人生のなかでいちばん好きな歌を聞かれて「上を向いて歩こう」だと答えるのも、上を向くことによって気道が開き、呼吸がよくなるからというのが理由の一つにあります。そうすることでやはり、自律神経を安定させることができるからです。

人間、平常心を保つことは本当に困難です。

ちょっとしたことで、たちまちバランスが乱れてしまいます。

そうしたなかでいかにして平常心を維持するか、一人の医者として、これからも研究を続けていきたいと思います。

最後までお読みいただき、本当にありがとうございました。

この「おわりに」を書いているいまもまだ、被災地では深刻な状況が続いています。私自身が現地の方々の力強い姿からいただいた勇気に感謝しながら、みなさまのご無事と一刻も早いご復興を、心からお祈りいたします。

二〇一一年三月

著者

文庫版あとがき

二〇一一年に本書を出版してから、約五年もの歳月が過ぎました。おかげさまで、これまで五〇万人もの方々にこの本を読んでいただいております。国内のみならず、中国、インドネシア、韓国、台湾でも翻訳版が刊行されており、予想を上回る反響に驚きを隠せません。

というのも出版当時、「自律神経」の認知度はいまほど高くなかったのです。自律神経という言葉を聞いたことがあったとしても、正しい知識を持っている人はほんの一握りでした。これは医師の場合も同様です。自律神経を研究しているチームは私たち以外にほとんどおらず、医師でさえ、その知識や情報が不足していたというのが正直なところです。そうした現状を背景に、自律神経の重要さを世に伝えるべく本書を出版しました。

そしてあるとき、この本が世の中のお役に立てたのではないか、と感じる出来事がありました。それは、とある講演会で講師を務めたときのことです。その日は一〇〇人近くもの八〇歳以上の方々の前で講演をさせていただきました。その中で私は「自律神経という言葉を聞いたことがある方はいますか？」と尋ねてみたのです。すると驚くことに、ほぼ全員の手が挙がりました。さらに「交感神経・副交感神経という言葉を聞いたことのある方は？」と質問してみても、相変わらずほぼ全員の手が挙がったのです。五年前には想像すらしなかったこの光景は、いまでも忘れることができません。

これに限らず、いままで出会ったことのない方が本を通して健康へと近づいていくことはとても嬉しいものです。私は、普段は患者さんの診察をしています。一人ひとりに向き合って治療する時間は医師としての基本であり、欠かすことはできません。じっくり時間をかけて向き合うことで、気づくことや治していける病気がたくさんあるからです。しかし時折、医師にはもう一つの役割があるのではないか、とも思うのです。それは、自分の研究で一人でも多くの患者さんを救うということです。ただ、一人ひとりを診察するにはどんなに頑張っても限界があり、いつも悔しい思いをしていました。

だからこそ、自分の書いた本の反響を感じることほど嬉しいことはないのです。東京から遠く離れた島から「健康になった」と手紙を下さる方もいます。東日本大震災直後に本を読み、感想を送ってくださった被災者の方もいます。いただいたどの手紙からも、健康になりたい、病気を治したいという気持ちがひしひしと伝わってきて、私の使命感はますます強くなるのです。

こうして皆さまの想いに支えられながら研究に邁進する中で、気づいたことがあります。それは、すべての種は自分で播いているということ。そして起こったことをどう解釈しどう行動するかで、自律神経のバランス、ひいては生き方が変わるということです。どんなストレスも、必ずそのきっかけには自分の行動や選択があります。ストレスが生まれる原因は、見えるから・

聞こえるから・話すから。つまり、生きている以上ストレスを避ける術はないということです。ストレスをなくそうと思ったら、それこそ日光の三猿のような「見ざる・聞かざる・言わざる」状態にならざるを得ません。だからストレスをなくすことよりも、どのような行動を選ぶかが大切です。

気持ちが乱れる状況に陥ったとき、どうぞこの本のことを思い出してゆっくり深呼吸をしてみてください。あなたの健康をつくるのも、あなたの意思と行動だということをきっと思い出すはずです。

ここまで読んでくださったあなたが、より質の高い人生を送っていくことができますよう、心より願っております。

二〇一五年十二月

著者

単行本　二〇一一年四月　サンマーク出版刊
肩書き・データ等は刊行当時のものです。

サンマーク文庫

なぜ、「これ」は健康にいいのか?

2016年1月10日　初版印刷
2016年1月20日　初版発行

著者　小林弘幸
発行人　植木宣隆
発行所　株式会社サンマーク出版
東京都新宿区高田馬場2-16-11
電話 03-5272-3166

フォーマットデザイン　重原 隆
本文DTP　J-ART
印刷・製本　中央精版印刷株式会社

ISBN978-4-7631-6071-3 C0130

ホームページ　http://www.sunmark.co.jp
携帯サイト　http://www.sunmark.jp